実践！病を引き受けられない糖尿病患者さんのケア

編集　石井 均
奈良県立医科大学糖尿病学講座教授

医学書院

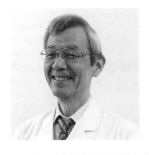

●編者略歴

石井　均
（いしい　ひとし）

1976年	京都大学医学部卒業
1983年	京都大学大学院医学研究科博士課程修了
1984年	天理よろづ相談所病院内分泌内科
1993年	ジョスリン糖尿病センター・メンタルヘルスユニット留学
1996年	天理よろづ相談所病院内分泌内科部長兼糖尿病センター長
2001年	天理よろづ相談所病院内分泌内科部長兼栄養部部長
2010年	天理よろづ相談所病院副院長兼内分泌内科部長
2013年	奈良県立医科大学糖尿病学講座教授

実践！　病を引き受けられない糖尿病患者さんのケア

発　行　2019年2月15日　第1版第1刷Ⓒ

編　集　石井　均

発行者　株式会社　医学書院
　　　　代表取締役　金原　俊
　　　　〒113-8719　東京都文京区本郷1-28-23
　　　　電話　03-3817-5600（社内案内）

印刷・製本　三美印刷

本書の複製権・翻訳権・上映権・譲渡権・貸与権・公衆送信権（送信可能化権を含む）は株式会社医学書院が保有します．

ISBN978-4-260-03814-0

本書を無断で複製する行為（複写，スキャン，デジタルデータ化など）は，「私的使用のための複製」など著作権法上の限られた例外を除き禁じられています．大学，病院，診療所，企業などにおいて，業務上使用する目的（診療，研究活動を含む）で上記の行為を行うことは，その使用範囲が内部的であっても，私的使用には該当せず，違法です．また私的使用に該当する場合であっても，代行業者等の第三者に依頼して上記の行為を行うことは違法となります．

JCOPY　〈出版者著作権管理機構　委託出版物〉

本書の無断複製は著作権法上での例外を除き禁じられています．複製される場合は，そのつど事前に，出版者著作権管理機構（電話 03-5244-5088, FAX 03-5244-5089, info@jcopy.or.jp）の許諾を得てください．

執筆者一覧

赤井裕輝	東北医科薬科大学医学部内科学第二（糖尿病代謝内科）教室 教授
石井　均	奈良県立医科大学糖尿病学講座 教授
大津成之	北里大学病院小児科（現 中野島糖尿病クリニック 院長）
皆藤　章	京都大学 名誉教授
北谷真子	天理よろづ相談所病院内分泌内科 医員
齊藤茉莉子	釧路赤十字病院看護部
千葉友里香	京都大学大学院教育学研究科附属臨床教育実践研究センター 特定助教
番度行弘	福井県済生会病院 内科部長
古川　真	釧路赤十字病院内科・糖尿病センター 第三内科部長・糖尿病センター副センター長
堀川直史	埼玉医科大学かわごえクリニックメンタルヘルス科 客員教授
南　昌江	医療法人南昌江内科クリニック 院長
森崎志麻	まつしま診療所 臨床心理士
森田千尋	医誠会病院糖尿病・代謝センター 部長
柳澤克之	桑園糖尿病内科クリニック 院長
八幡和明	長岡中央綜合病院 糖尿病センター長
山﨑真裕	京都府立医科大学大学院医学研究科内分泌・代謝内科学 講師
山本壽一	ハートライフクリニック 院長
山本康久	那智勝浦町立温泉病院 院長

（五十音順）

❖ まえがき

『実践！病を引き受けられない糖尿病患者さんのケア』が発刊される．これは雑誌『糖尿病診療マスター』（医学書院）に掲載されてきた論文を基にしている．その創刊のことばには，「糖尿病患者に向き合う医療者には，まさにサイエンスとアートの両面にわたる総合的な診療能力が求められます．……（中略）……糖尿病の治療や療養指導がより効果的なものになるよう研鑽を積む場となれば幸いです」と記されており，当初より症例検討を重視していた．

そのような基本方針に基づいて，同誌では「糖尿病患者の心理と行動」に関する特集テーマが定期的に組まれた．当初は，患者の心理・行動に焦点を当てていた．2005 年に心理学者河合隼雄先生との対談が掲載されたが，そのなかで，「もっと医療者-患者関係を重視すべきだ」という提案と，「医療学」という概念が紹介された．

患者がどう考えどう行動するかだけではなく，医療者がどう考え，どう対応したか，そこにどのような相互作用が生まれ，お互いがどう変わっていったか——医療においてはそれが重要だということである．

その経過を一例一例しっかりと議論することで，人間関係のアートを学ぶことができる．また，多数の経験を積むことにより，そこに共通する要素を見出すこともできるだろう．実際，いくつかの理論も存在する．それらを体系化することによって，一つの学問——糖尿病医療学——ができるはずである．2007 年からは「糖尿病医療学入門」の連載が始まった．

このような流れのなかで，多くの先生方から，糖尿病診療に関わる患者と医療者の態度や大切な要素（食事，運動，薬物など）に関する論文をお書きいただいた．それらを章立てしてまとめたのがこの書籍である．読み返してみると，本当に多くの知恵が集積されていることをあらためて認識した．また，糖尿病内科のみならず，小児科，心療内科，精神科，看護師，臨床心理士など幅広い領域の方にお書きいただいている．

なお，本書のタイトル『病を引き受けられない……』は，対談集『病を引き受けられない人々のケア——聴く力，続ける力，待つ力』（医学書院，

2015年)から引き継いだものである．引き受けがたいものを引き受け，立ち直り，人生を再構築していく，その過程をともに過ごすという医療者の決意を示すものである．

　本書を通読されることによって，糖尿病医療学の目指すところ，理論と実践について理解していただけることと確信している．それが日常診療の力になり，医療者−患者関係を深め，糖尿病を介して両者がともに成長していくことを願っている．

　2019年1月

石井　均

もくじ

まえがき v

第1章
病を引き受けられない糖尿病患者さん 1

糖尿病という病を引き受けるということ［石井　均］ 2
糖尿病者のこころを見立てる［森崎志麻］ 13
治療を中断してしまう患者の思い［山本壽一］ 21
医療者が変われば，患者も変わる［赤井裕輝］ 29
［コラム］病を引き受けられない人々のケア
　　　　──聴く力，続ける力，待つ力［石井　均］ 38

第2章
〔ケース別〕
診療現場で支える糖尿病患者の"こころ" 41

［座談会］糖尿病の壁
　　　　──何を聞き出し，いかに伝える［赤井裕輝，石井　均，番度行弘，南　昌江］ 42
「食事療法はいりません」と言う
糖尿病歴30年の患者［北谷真子］ 55

SGLT2阻害薬が行動変容の
きっかけとなった患者 [山﨑真裕] 69
インスリン注射を拒否する患者 [森田千尋] 77
自己管理できない患者
　──セルフケアツール利用の落とし穴 [八幡和明] 82
他科へのコンサルテーションを拒む患者 [山本壽一] 90
透析導入で「どうしていいかわからない」と
挫折する患者 [堀川直史] 96
1型糖尿病の女子中学生 [大津成之] 102
[コラム] 簡単にわかったような気になる言葉こそが
　　　難しい [石井　均] 111

第3章 "こころ"を支えるために役立つ知識とツール　113

糖尿病者の"こころ"を支えるということ [皆藤　章] 114
アドヒアランス
　──医療者の提案が実行に結び付くために [石井　均] 119
心理療法
　──その人を理解「していく」ことで起こる変化 [千葉友里香] 125
変化ステージモデル
　──時間の経過のなかで起こる変化の過程 [石井　均] 132
コーチング
　──その人が望むところまで送り届ける [山本康久] 139
症例検討会
　──当事者だけでは気付きにくい視点がある [北谷真子] 151

もくじ

医療学研究会
　　──患者と関わるためのヒントが見つかる［古川　真，齊藤茉莉子］　158
　［コラム］糖尿病に処する道［石井　均］　163

第4章
症例検討
　　──患者も医療者も支える物語　165

［症例1］「無理」「できない」「困っていない」と
　　　　言い続ける40代男性［北谷真子］　166
［コラム］糖尿病
　　　　　──症例検討の意義［石井　均］　176
［症例2］水分制限できない透析患者と
　　　　途方に暮れるスタッフ［北谷真子］　178
［コラム］思い出すことなど［石井　均］　187

第5章
明日から病を引き受けられるわけではないけれども……　191

それが糖尿病医療学［石井　均］　192
日常診療における糖尿病医療学の実践［柳澤克之］　201
医学と患者と医療者をつなぎ，支える［石井　均］　209
［コラム］「科学の知」と「臨床の知」［石井　均］　218

あとがき　221
さくいん　223

第 1 章

病を
引き受けられない
糖尿病患者さん

糖尿病という病(やまい)を引き受けるということ

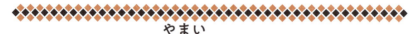

> **ここがポイント**
> - 一緒にやっていきましょうという関係や環境が保証されると,患者は糖尿病を引き受けやすくなる.
> - 一度決心したら,ずっとその状態が続くというわけではない.時間とともに動揺する.
> - 少しずつが引き受けやすい.行動が成功すれば気持ちが変わる.100%を求めないことも大切.
> - 納得が基本.納得とは事実の解決というよりは,関わる他者との人間関係.

❖ 治療を引き受けていないということ
　　　──20年以上前の症例を通して

【第一話】　健診で糖尿病と診断された患者さんの初診時の会話
医師　「健診で糖尿病と診断されたようですが,いかがですか?」
患者　「何ともありません.紙に書かれた数値を見せられて,『糖尿病です,病院へ行ってください』と言われても納得できません」

【第二話】　糖尿病教育入院をしたが,2日で退院してしまった患者さん
　若い2型糖尿病の男性.両親と主治医の勧めで教育入院.初日は教室に参加.糖尿病の一般的な説明(コントロールをしていく病気である)を受け

た後,「本当に治らないのか」と質問しただけで,教室に参加しなくなる.看護師がベッドサイドで糖尿病の治療の意義を説明しかけると,
　「あなたに何がわかる」と言って退院する.

【第三話】　まだHbA1cが日常検査として使用されていなかった頃の話
　その日の血糖値がいつになく高かった女性患者さんとの会話.
医師　「今日は,いつもに比べて血糖値が高かったです.何かありましたか」
患者　「診察日を1週間まちがえていました.来週だと思っていました」
医師　「それが,どういう関係があるのですか?」
患者　「実は,いつも診察日の前になると,2, 3日食事を控えていました.今回は気がついたら1日前だったので,それができませんでした」

【第四話】　病室で部長回診の後(1)
　退院前の部長回診でアドバイスを受けた患者さんの一言.
部長　「それではお家に帰られたら勉強したことをしっかり思い出して,食事療法,運動療法,そしてお薬を続けましょうね.あなたは食事が一番肝心で,カロリーと栄養バランスを守っていくんですよ」
患者　「はいそうします.お世話になりました」
　――部長退室後,私が部屋に戻ると,患者さん同士の話し声が――
患者　「あの先生,一度自分で言ってることをしてみはったらええのに.そうしたら,患者の気持ちがわかるわ」

【第五話】　病室で部長回診の後(2)
　同じ状況,退院前の部長回診でアドバイスを受けた患者さんの一言.
部長　「それではお家に帰られたら勉強したことをしっかり思い出して,食事療法,運動療法,そしてインスリン注射を続けましょうね.血糖測定も続けていくんですよ」

患者　「はいそうします．お世話になりました」
——部長退室後，私が部屋に戻ると，患者さん同士の話し声が——
患者　（ため息をつきながら）
　「でもなあ，帰ってから血糖測定とインスリン注射をきちんとしていくのは無理やわ」
と困惑していると，別の患者さんが「いいねん，いいねん．でも入院中はできるふりをしとくんよ．でないと退院できないから．退院したら（どうしようと）こっちのもんよ」．

【第六話】　外来診察室前で順番を待っている患者さん同士の会話
　私の診察中に外の声が聞こえてきた．
患者A　「あのね，何を言われても逆らったらいかんよ．『はい』と言うとくんよ」
患者B　「どういうふうに」
患者A　「たとえばね，『今日血糖値高かったね』と言われたとする．そうしたら『はい』と答える．『食事がうまくいかんかったかな？』とくれば，『はい』．『運動もできなかった？』にも『はい』．最後に『次はできるかな？』にも『はい』と答える．こんなふうに辛抱していたらそれ以上は言われない．長くても10分よ．10分辛抱したら放してもらえる」

　これらは20年以上も前に私が経験した話である．「糖尿病の治療はどのように勧(進)めればいいのか」，これらの症例を経験しながら考え続けていた．

❖ 患者が受け入れられるスピードで少しずつ，段階的に——行動学的アプローチ

　「どうススメればいいか」という問いに対する答えを見つけるために，筆者はジョスリン糖尿病センター・メンタルヘルスユニットに留学するが，そこで出合ったのが変化ステージモデル（多理論統合モデル）であった．

糖尿病という病を引き受けるということ

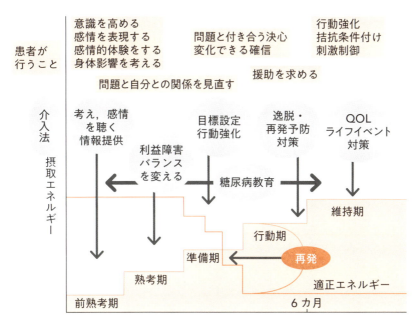

図1 多理論統合モデル（変化ステージモデル）
〔石井 均（2011）糖尿病医療学入門——こころと行動のガイドブック．医学書院，東京，p.156 より一部改変〕

　これは，心理学者プロチャスカらが，禁煙プロセスの研究から発見創造したもので，いつ，どうすれば，どのような過程を経て，禁煙が完成するのかを明らかにしたものである[1,2]．

行動変化の段階（ステージ）

　図1に示すように，行動のレベルはいくつかの段階を経て完成に至る．それぞれのレベルは以下のように定義されている[2]．

(1) **前熟考期（pre-contemplation）**：問題（課題）を意識していない/問題（課題）を意識したくない段階であり，6カ月以内に行動を変える（始める）つもりはない

(2) **熟考期（contemplation）**：問題（課題）を意識しているが，行動を変える（始める）かどうか迷っている．6カ月以内に行動を変える（始める）

つもりがある
- **（3）準備期(preparation)**：問題(課題)を意識し，行動を変える(始める)つもりがある．1カ月以内に行動を変える(始める)つもりがある
- **（4）行動期(action)**：望ましい行動が開始されている．ただし6カ月以内
- **（5）維持期(maintenance)**：望ましい行動が開始されている．6カ月を超える

行動変化援助の心理行動学的方法

　問題は，医療者がどのように援助すれば，これらの段階(ステージ)が進んでいくか，ということである．これについて，10の心理行動学的方法が示されており，糖尿病自己管理との関連では，

（1）問題に対する意識を高める
（2）問題に対する感情を明らかにする
（3）問題と自分の関係を見直す
（4）決断する
（5）問題行動に替わる健康行動や考え方を見つける
（6）問題行動の引き金を発見し，それを遠ざける
（7）望ましい行動に対して報酬を与える
（8）他者の力を借りる
（9）問題行動に対する社会的基準を意識する

などがあげられている．このなかで（1）〜（4）は考え方が変化するように援助する方法であって，前熟考期〜準備期までに有効である．また，（5）〜（9）までは行動学的方法であり，つまり行動変化を促進維持するための手法で，行動期〜維持期までに有効な方法である．

行動変化援助の具体的方法

　とはいっても，具体的にどうすればいいのかがわかりにくい．その方法としては，（1）〜（6）があげられる．

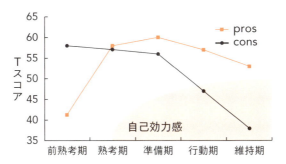

図2 多理論統合モデル——変化ステージ，決断バランス，自己効力感の関係
〔石井　均(2011)糖尿病医療学入門——こころと行動のガイドブック，医学書院，東京，p.156 より一部改変〕

(1) 患者の話をよく聴いて，糖尿病とその治療に対する考え方や感情を知る
(2) 課題となる行動変化について，肯定的な考え(pros)と否定的な考え(cons)を語ってもらう(例：食事療法で得られる利益と食事療法で失ってしまうと感じていること)
(3) 肯定的な考え方を増やし，否定的な考えが少なくなるように，その人の生活に合わせる工夫を話し合う
(4) 糖尿病教育を行う
(5) 具体的目標を定めて，段階的に行動を変えていく
(6) 行動が開始されれば，それに対する報酬を設定する(例：成功すればご褒美——バッグ，時計など，でもいいし，他者からの賞賛なども有効)，問題行動に戻りそうになる引き金を避ける(宴会には参加しない)，違う行動を見つける(食べたくなれば散歩に出かける)などの行動学的方法を用いる

何が変われば行動が変わるか，行動が変われば何が変わるか

　図2に示すように，肯定的な考え(pros)と否定的な考え(cons)のバランスが変われば，行動変化段階が変わっていくし，行動変化が成功すると自信(自己効力感)がついていき，気分が変わる——つまり，できるという気

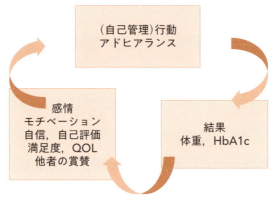

図3　行動を促進，維持する関係——行動変化サイクル

持ちになる（motivation）[2]．

この行動変化サイクル（**図3**）を回すことが重要と考えられている．

症例に戻って——糖尿病は他人事？

このような考え方を知ると，全症例を通じて，「糖尿病や治療への感情を語る」「糖尿病と自分との関係を見直す」などのプロセスがきちんと通過できていないことがわかる．このように，本人の考え方や感情を十分に汲み取らずに，何をすべきかを教えるだけでは，糖尿病治療はうまくいかない——「他人事である」ことがわかる．

◆「糖尿病を患者に手渡す」ということ

糖尿病は理解しにくい病気である．症状がない間は実感として捉えられないように思う．そのことを教えてくれたのが**第一話**に登場する患者さんである[3]．詳しくは紹介できないが，再検査をし結果をお伝えしたが納得されず，次回診察の約束をし，糖尿病教育を行い，最終的にはご自身で血糖測定をされるようになって，やっと「糖尿病を自分のものとして感じられる」ようになった．そこから療養が始まった．

この症例を通じて強く思ったことは，医療者は（検査で判明した）糖尿病

という疾患について，本人が「納得できる状況」をつくり，本人が「引き受けられるように部分化」し，本人が「受け入れられるスピード」で，徐々に本人に手渡していく，という作業が必要だということである．

検査値を伝える，糖尿病を説明する，治療法を説明する，というプロセスだけでは不十分だということである．

エンパワーメントという構想がある．糖尿病治療は患者が行うものであるから，日々の療養法を自己決定できるように，その力を育てるのが医療者の役割である，という考え方だ．「問題を特定する-(それに対する)感情を明らかにする-目標を設定する-実行してみる-振り返る」がその協働プロセスである[4]．

筆者は，それは「糖尿病を患者に手渡していく」プロセスであると考えている．

❖ 糖尿病治療は患者と医療者の共同作業であり，その間の人間関係が重要な役割を果たす：あなたとともにやっていくのです──「糖尿病医療学」という考え方

医療者-患者関係ということ

第一話〜第六話までを通じて一つの要素が大きな鍵となっていることがわかる．それは医療者-患者関係である．第三話〜第六話に登場する患者さんは，自分の糖尿病をどうするかを考えているのではなく，医師(医療者)とどう付き合えばいいかを考えている．

逆にいえば，医療者の態度は，患者の療養姿勢や糖尿病を引き受けた人生を送ることに大きな影響を与える．

医療者は科学と技術をベースにした医療を行わねばならない．しかしながら，科学と技術──たとえば新しい薬物やポンプ治療──があったとして，それだけでよい成果が得られるわけではない．それをどう用いればいいか，不安にどう対応するか，問題が出てきた時ともに考えられる関係にあるかなど，科学と技術の周囲に，それを患者に適応していくための"医療行為"がある．言葉と態度を通じたコミュニケーションが必要である．

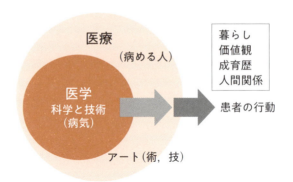

図4 糖尿病医療学の概念

コアの部分には医学という術語がある．しかし，この周辺の人間関係には術語がない．そこで筆者らはこの部分に「医療学」という言葉をあてることにした[2,5]（**図4**）．

医療学からみた「引き受ける」ということ

医療学の本質は，言葉と態度を通じたコミュニケーションであり，「私はあなたとともに，あなたの糖尿病に付き合っていきますよ」というメッセージである．このことを具体化するために，医療者に求められる要素として，「聴く力」「続ける力」「待つ力」が必要であると説明している[5]．

しかし，この3つの用語は誤解を受ける可能性がある．「聴く力」「続ける力」「待つ力」が必要であるということは，患者が糖尿病を引き受けるようになるには，ただ，「聞いていればいい」「続けていればいい」「待っていればいい」といっているわけではない．医療者がどのように「聴いているのか」「続けているのか」「待っているのか」，相手を尊重しながらともに考え続けているかどうか，その姿勢が問題である．

ではどのような姿勢なのか，について，いくつかの言葉を紹介しておきたい．

難しい人ほど，言葉がなくなります．希望をもっていませんのでね．それでも，こちらにやる気があれば，希望をもってその人に会い続けることです．「別に」と言われると，「もう，しかたないな」と心の中で切って捨ててしまう．それを絶対に切らないで，また会うんです．それを続けているとだんだん変わってきます[5]．

河合隼雄

　毎日100点を取らなきゃいけないなら，私だってドロップアウトする．目標を，人間が耐えられる程度の不規則性を，どれだけ許容する治療ができるかというふうにしたらいい[5]．

中井久夫

　希望は意外なところに潜んでいること，個々人の生活に即して違うこと，しかし，とにかく医師は希望をも処方しなければなりません．「医師」そのものをも処方せねばなりません．そして「祈り」をも．処方箋を渡すときには「効きますように」，「うまく働きますように」くらいは言い添えてください．不確定要因が大きいほど，医療者は勇気をもちましょう[5]．

中井久夫

　果てしなく苦しいこの同じ時間を共有してくれたことそのことにふと意識が及んだときに，「納得」ということが起こるというわけだろう．その意味では，「納得」は，事態の解決というより，その事態に自分とは違う立場からかかわるひととの関係のあり方をめぐって生まれる心持ちなのだろう[6]．

鷲田清一

私は,ケアの定義,エッセンスというのは「時間をあげること」だと思っています.本当はしなければいけないことがほかにもいっぱいあるかもしれない.でも,「この先生,自分の大事な時間をくれはった」と思っていただけることがいちばん深いケアであり,目に見える解決というものがなくても,それが大事だと思います[5].

鷲田清一

文献

1) Prochaska JO, DiClemente CC, Norcross JC(1992)In search of how people change：Applications to addictive behaviors. Am Psychol 47：1102-1114
2) 石井　均(2011)糖尿病医療学入門——こころと行動のガイドブック,医学書院,東京
3) 石井　均(2010)糖尿病がやっと自分のものになりました.糖尿病診療よろづ相談——石井先生に聞いてみよう患者の気持ち,メジカルビュー,東京,pp. 154-162
4) Anderson B, Funnell M：The Art of Empowerment：Stories and Strategies for Diabetes Educators(2nd Ed.), American Diabetes Association, Alexandria, VA〔石井　均監訳(2008)糖尿病エンパワーメント——愛すること,おそれること,成長すること,医歯薬出版,東京〕
5) 石井　均(2015)病を引き受けられない人々のケア——聴く力,続ける力,待つ力,医学書院,東京
6) 鷲田清一(2010)わかりやすいはわかりにくい？——臨床哲学講座,筑摩書房,東京

(石井　均)

糖尿病者のこころを見立てる

> **ここがポイント**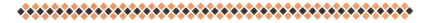
> - 糖尿病者*が主体的に療養行動に向かえない時，糖尿病者のこころを見立てる必要がある．
> - 見立てには，糖尿病者の生きるありように対する共感が伴う．

❖ はじめに

　筆者は，相談機関や医療機関にて心理療法や心理検査を行っている．ここでは，非常勤講師として奈良県立医科大学糖尿病センターの心理カンファレンスに継続的に参加させていただいている体験をふまえて，臨床心理学の視点から糖尿病者との関わり方について述べたい．

❖ なぜ糖尿病者の理解に臨床心理学的視点が必要なのか

　糖尿病とは，インスリン作用不足による慢性の高血糖状態を主徴とする代謝疾患群であり，薬物療法，食事療法，運動療法などにより糖尿病者が自ら血糖コントロールしていくことが必須となる．つまり，療養行動には，糖尿病者の主体性が非常に大切になってくる．しかし，「食事療法に関する知識はもっているはずだが実行できない」「何回も服薬の必要性を

＊　ここでは，糖尿病「患者」ではなく，糖尿病を抱えて生きる一人の人間として「糖尿病者」と表記したい．

説明しているが，飲まれない」といった場合が少なからずある．やるべきことは理解されているが，療養行動をとろうとはされない状態だといえる．ここで，なぜ療養行動に対して主体的になれないのか，一人ひとりの糖尿病者のこころを見立てる必要が出てくる．

◆ 見立てとは何か

なぜ療養行動に対して主体的になれないのか．それは，そのこころの持ち主である糖尿病者自身にもわからないことが多いように思われる．この「わからないこころ」にアプローチしていく時に，なぜ糖尿病者のこころが療養行動に向かないのかをわかろうとする視点，つまり「見立てる」視点がないと，話を聞いても，大事な部分をすくい損ねたり，あるいは糖尿病者の話に振り回されるように感じたりしてしまうだろう．

それでは，「見立てる」とはどのような視点なのか．精神科医の土居健郎は，見立てとは「診断・予後・治療について専門家が述べる意見を引っくるめて呼ぶ日常語」[1]としている．また，心理臨床家の立場から，皆藤章は「何らかの悩みを抱えて来談した人に対して，心理臨床家が面接を通してその人の歴史・現状を包括的に把握し，その人が抱えるこころのテーマを文字通り見立てて，その後の心理療法の実践への探照灯とするもの」[2]と定義している．これらをふまえて，糖尿病の心理臨床における見立てとしては，糖尿病者のこころが療養行動に向かえない時に，何がもつれになっているのかを，糖尿病者のそれまでの歴史と現状を把握しつつ見極めること，そして，その後の糖尿病者への関わりの拠り所とするものとしておきたい．

◆ 見立てるための具体的な視点

それでは，もう少し具体的に糖尿病者のこころのもつれがどこから来ているのかを見立てる視点をあげていきたい．まず，糖尿病という「病」の切り口からは，以下のような点をあげたい．

- 疾病の特性：急性的か慢性的か，症状の有無や程度
- 治療環境：医療費や診察での待ち時間，交通の便など治療へのアクセスのしやすさ
- 糖尿病者の健康信念
- 糖尿病者の症状に対する感覚や感情
- 糖尿病者の糖尿病に対する心理的な負担の程度
- 糖尿病者の治療法（薬，インスリン，運動療法，食事療法など）に対するイメージやそのイメージを形づくることになったこれまでの体験
- 糖尿病者の治療に対する理解のあり方（認知的，発達的な側面を含む）
- 糖尿病者が糖尿病の発症を人生のなかにどのように意味付けているか：たとえば，親から受け継いだものと捉えているのか，自身の生活歴の結果と捉えているのか，突然身にふりかかったものと捉えているのかなど，糖尿病をどのように意味付けておられるか（あるいは意味付けられないでいるか）は，その方の糖尿病との向き合い方に関わってくる

次は，糖尿病という切り口から少し離れて，その人自身をみようとする視点として，以下の点をあげたい．

- 成育歴・生活歴：たとえば重要な養育者からどのようにケアされて育ったのか知ることは，その方のセルフケアのあり方を理解するうえで非常に大切な視点になる
- 対人関係：どのような経験から現在の対人関係のとり方がつくられたか，家族や親しい人との関係において糖尿病者が支えを得られるかどうか
- 社会的・経済的立場や文化的背景：どのような生き方がよしとされる環境で生きておられるのかは，医療者がよしとするものとは異なっている場合もあるので，糖尿病者をとりまく価値観を知ることが重要と考える
- いま一番困っていること・気にかかっていること：糖尿病者の生活・人生において，糖尿病よりももっと気にかかるものがあって療養行動に向かえないという場合も十分考えられる
- 困難に対してどのように対処されるか：葛藤を自身で抱える方なのか，

周りの人や対象に依存する方なのか，困難が意識されずに身体症状に出る方なのか，困難から回避する方なのか，知的に対処する方なのか，など，さまざまな対処のされ方
- 何に楽しみや生きがいを感じるのか：楽しみや生きがいが，医学的にもよしとされるものであればよいが，相反する場合は糖尿病者にとって葛藤やストレスが生じる可能性がある．あるいは，生きがいや楽しみがないという場合もありうる．生きがいがあるからこそ，健康でより長く生きていたいと感じ，療養行動にも取り組めると思うが，そもそも生きがいや楽しみがないという方が，療養行動を起こそうと思えるだろうか，ということもこころにとめておく必要がある

❖ 見立てる時の姿勢

このように，具体的にはさまざまな視点があるが，これらを一から順に聞いていかなければいけないわけではなく，実際には，こうした視点をジグソーパズルの枠組みのようなイメージでこころの内にとめておくと，糖尿病者が何か語ってくれるたびに，医療者のこころのなかで一つずつパズルのピースがはまっていく感覚で聴くことができるように思う．語りのピースが少しずつ集まってくると，パズルの全体図が見えてくるように，糖尿病者の全体像，生きるありようが見えてくる．言い換えると，全体像が見えてくるまで，聴き続けるということになる．ただ，どこまで聴いたとしても，それは常にその人の一部分であり，さらにはその時その時で糖尿病者自身も変わっていくものなので，見立ては語りを聴きながら常に更新されるものであり，語りを聴きながら，常に見立ての作業を同時に行っているといえる．その時に，人物像を決めつけてしまうのではなく，医療者との関係や，今後，糖尿病者が進まれる環境のなかで変化していく可能性も含めて見立てるということが，治療的に意味があると思われる．

また，この見立ての作業は必ずしも一人で行うものではない．カンファレンスなどによって，まずは個々の糖尿病者についてわからないこと，疑問を共有するところから始め，カンファレンスを継続していくなかで，チームのスタッフそれぞれがその人についてのピースを持ち寄り，その人

がどんな方なのか，個々の糖尿病者のこころを見立てるという作業をしていくことができるのではないだろうか．

❖ 語りを聴く時の姿勢

　次はさらに具体的に，実際の関わりで何をどう聴いていくことができるのかについて述べたい．診察などでは，「患者」の情報を得るために，症状や日常生活など事実関係を聞き取ることを最優先に考えるだろう．その際に，その事実について「どのように」糖尿病者自身が感じているのかまで聴くとどうだろうか．たとえば，「インスリン注射をやってみる」と話される時に，それについてその方自身はどのように捉えているのか，「不安だけど体が楽になるならやってみる」なのか，「嫌だけど仕方ないのでやってみる」なのか，その語りから，その人が感じる負担の質や，実際に続けられそうか，治療の予後に対するイメージなど，さまざまなことが想像できるように思う．

　このように糖尿病者が一つひとつの事柄をどのように捉えているのかうかがってみることは，医療者にとって糖尿病者理解につながると同時に，糖尿病者自身にとっても意味があると考える．それは，糖尿病者自身が，自分の気持ちを言葉にすることで，あらためて自分の気持ちに気付き，それを聴き手である医療者に受け容れられることで，自身の状況をどのようにしていきたいのかを考えていく主体性が育つ一助になると考えるからである．

　ここで，聴き手のあり方についてもう少し詳しく述べたい．まず，大切な前提として，話し手によって語られた言葉というのは，その時の話し手と聴き手の関係性があって初めて出てくるものであって，最初から話し手のなかに語るべき言葉が存在するわけではない．たとえば，Aさんと話している時は，何だか緊張して考えていたことさえうまく言葉にならないが，一方Bさんと話していると，自然と言葉が出てきて，「自分でもこんなことを考えていたのか」と新たに発見するというように，聴き手のあり方によって全く違う経験をしたことは誰しもあるのではないだろうか．人のこころは，最初から気持ちがまとまったものとして言葉になっているわ

けではない．その人にとってさまざまな感情を引き起こすような複雑なこころのテーマについてであればなおさらである．そうすると，聴き手のあり方としては，すでに話し手のなかにある言葉を「引き出す」のではなく，相手の気持ちが言葉になる過程を「一緒に待つ」ものになるだろう．聴き手は，話し手と自分の間に「器」をイメージして，話し手の言葉を受け取る器を提供する感覚である．そして，話し手から出された言葉をその器の中に置いてみて，2人で眺めてみる．ともに語られた言葉を眺めることで，話し手は，自らの気持ちが受け止められた感覚と同時に，器によって抱えられた自分の気持ちを聴き手とともに自ら眺め，少し距離をとって振り返ることができるように思われる．

◆ 語りを聴くことが難しい時

　基本としては上記のような聴き手のあり方が重要だと考えるが，こうした聴き方が難しい時もあるだろう．たとえば，「もうここでの治療はいいです！」というように，糖尿病者から医療（者）に対して否定的な言葉を向けられる時，医療者自身が拒否されたような気持ちを抱いてしまう．そうすると自己防衛に気持ちが向いてしまい，自分が行っている医療行為の意味を説明することに必死になってしまうかもしれない．しかし，人は困っている時，それも助けてくれるはずだと感じる相手にこそ，期待するがゆえに，その助けが得られないのではないかと感じる時に攻撃的になることがある．そう考えると，医療者が責められていると感じる時は，実は糖尿病者がSOSのサインを出している時といえる．医療者側としては，まず，「あ，この人はいま，困っているんだな」と感じられると少し落ち着けるかもしれない．そして，「治療はもういい！」という言葉自体に反応してしまうのではなく，その言葉が出てきた糖尿病者の気持ちを想像してみると，治療に対してうまくいかない苛立ちや，医療に対して不信感をもたざるをえなかった体験，あるいは，もっと根本には生きていきたいと思えない無力感や孤独感といったことが想像できるかもしれない．どんな感情を糖尿病に対して，自分自身の人生に対して，医療に対して抱いているのかを想像しながら，言葉の背景をより知るための問いかけにスライドしてみる

と，糖尿病者が「(医療者が)自分のことを知ろうとしてくれている」と感じる可能性が生まれるように思う．

　もう一つ，聴くことが難しい時をあげると，それは医療者に葛藤が起こる時ではないだろうか．たとえば，医学的には早めに透析を始めたほうがよく，「患者」の身体的負担もより少ないと考えるが，糖尿病者のほうは，透析はできるだけ避けたいと考えておられるというような場合である．このように医療者に葛藤を引き起こさせる場合，糖尿病者の言葉を聴いて受容するということが難しいかもしれない．こうした時に，この医療者の葛藤がどこから来るのかを考えると，糖尿病者自身こそ，透析をめぐってさまざまなこころのもつれのなかにおられ，そのこころのもつれを医療者が糖尿病者とともに引き受けようとしているからこそ感じる葛藤ではないかということである．糖尿病者のこころの背景には，たとえば透析になったらもう終わりだという恐怖や囚われがあるかもしれないし，その背後にはもしかすると，(あくまで一つの例であるが)家族が同じように透析になった後に亡くなられたという喪失の記憶が整理されないまま残っているかもしれない．そういった糖尿病者の生きているありようを見立てつつ，また，医療者としては治療に対する焦りも感じながら，また一方で，自分自身が透析を始めてくださいと言われた時に，すぐにハイと言えるだろうかといったことも自問しながら，さらにはどんな経過をたどることになってもこの人を看ていくんだという覚悟まで含めて，医療者としてさまざまな葛藤を抱えながら，糖尿病者に関わる時，糖尿病者もまた，自身のこころのもつれを眺め，認め，自分自身のこととして引き受けていくことへつながるのではないだろうか．

❖ 見立てから受容・共感へ

　ここまで述べたように，個々の糖尿病者のこころを見立てるということは，決して外から眺めた客観的な「患者」理解ではなく，個々の糖尿病者の生きるありように対する共感が伴うものだと思われる．ここでいう共感は，医療者が一方的に共感しようとしてするものではなく，一人の糖尿病者と一人の医療者の両者に起こるこころの動き，両者が忍耐強く「わから

ないこころ」に近付いた時に起こる感情の伴った「人間理解」といえるのではないだろうか．このように，見立てが医療者と糖尿病者の間で共感という形で共有される時，糖尿病者にとって，自分の生きるありようが受容される体験の一歩になるのではないだろうか．

　では，なぜ，そうした共感と受容が治療的に働くのか．それは，糖尿病者の生きるありように対する共感と受容が起こる時，医療者は糖尿病者のことをより深く理解し，糖尿病者もまた自分自身に対する理解が深まることにつながる．また，糖尿病者が自分の存在が受け入れられ，認められたと感じられたら，今度は自分自身を受け入れ，認めることへつながっていくと思う．それが，糖尿病者自身の主体性や創造性が生まれる端緒となるのではないだろうか．

❖ おわりに

　人生を1本の毛糸にたとえるならば，こころのもつれがほどけた時，ほどけた糸でどのように新たなものを編み込んでいくのかということが，その方の人生をつくるということになるだろう．ただ，もつれは必ずしもほどくことはできないかもしれない．では，そのもつれを切り取ってしまえばよいのかというと，それは人生の流れを切り取ってしまうことになる．もつれをもつれとして残したまま，不格好ながらも，それでも何とか組み込んで人生を編み続けていくという選択肢もあるのではないだろうか．人生を編み続けていく過程において，糖尿病者に関わる医療者として，もつれをもつれとしてともに眺め，認め，編み続けていく支えになれればと思う[3]．

文献
1) 土居健郎(1992)新訂 方法としての面接―臨床家のために．医学書院，東京，p.63
2) 皆藤　章(2011)見立て．心理学概論，京都大学心理学連合編，ナカニシヤ出版，京都，pp.314-319
3) 森崎志麻(2008)見立てを軸とした傾聴と共感について．糖尿病医療学 1：8-15

〔森崎志麻〕

治療を中断してしまう患者の思い

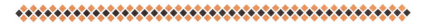

ここがポイント
- 環境的負担だけでなく，心理的な負担が中断につながる．
- 中断を予防するには，医療者とのつながりも大切である．

❖ はじめに

　「血糖値が高くなると，頭が痛くなる薬を出してください」，1年ぶりに来院した患者さんの一言であった．重症の合併症が出ない限り，体の症状は，ないか，気付かないか，我慢できる，のが多くの糖尿病患者の場合である．ここでは，中断から復帰した患者のインタビューを基に，糖尿病治療を続けることの難しさを考えてみたい．

【症例1】 何度も中断を繰り返す女性

　4回目の中断から来院した60代半ばのNさんは，自分の存在価値がないことを語り，希死念慮を臭わせる発言もあった．心療内科を受診するように勧めたが同意されず，糖尿病内科から抗うつ薬を処方することになった．糖尿病の治療はインスリンを1年あまり中断していたため悪化していた．この日のNさんは「インスリンを打つ気力もない」と訴えるため，内服薬での治療再開となった．抗うつ薬の効果が出たのか，通院を再開して2カ月後には表情もよくなり，それに連れて糖代謝も改善した．
　ところが，3カ月目の受診時には血糖値が再び悪化していた．診察では「ほかの糖尿病患者のために何か手助けがしたいのに体が思うように動

かない」と泣き出した．精神的に不安定なため自宅に帰すことは危険と判断し，半ば強制的に入院とした．翌日，心療内科医の診察で双極Ⅱ型障害と診断され，気分調整薬と睡眠導入薬の治療が開始となった．それからの6年間は，老人ホームのボランティアに熱中し，血糖も安定したコントロール状態を維持していた．

症例から学ぶこと

　Nさんは双極Ⅱ型障害であった．つまり，うつ状態の時期には通院も含めて食事，運動，さらにインスリン治療もできなくなり中断に至る．躁状態の時期には取り憑かれたように自己管理に励み，さらには病院で知り合ったほかの患者にも強く治療を促す言動がみられた．治療中断を繰り返す患者には双極Ⅱ型障害も鑑別にあがる．最近のNさんは治療中断はないものの，新しい糖尿病患者を見つけてはセルフケアの援助に熱中し，自身のケアがおろそかになりつつある．Nさんの経過は文献[1]で紹介している．

【症例2】　結果が悪くなっていそうな時は

　50代前半の女性Zさん．中断理由を尋ねるアンケートでは，受診する時間がとれなかったと答えた．初診以来，Zさんは薬を使わずに食事療法と運動療法でコントロールをしていた．HbA1c 9%からセルフケアだけで6.8%まで改善させて，その後は中断していた．それまでのZさんは自分の運動目標を宣言し，次の外来でどの程度できたかを報告し，さらなる改善点をあげる，まさにセルフケアの模範生であった．

　こんなに完璧なZさんが治療の中断に至ったのは，セルフケアで燃え尽きたのだと思い，Zさんの負担を少しでも軽くするつもりで内服の併用を提案した．Zさんは視線を下げて少し沈黙した後に，次のように語られた．「次の診察までに目標のセルフケアができなくて結果が悪くなっていると思った時には受診しづらいんです．別の用が入ると，逆にほっとします．こんな甘えた気持ちではダメです．自分の体を考え，家族のためにも健康についてはもっと考える必要があります．待合室のテレビモニター

に合併症の恐さを流してください．恐いパンフレットも置いてください」

症例から学ぶこと

Zさんは医師と約束したセルフケアが達成できずに罪悪感をもっていた．診察では患者さんのセルフケア行動を改善させる工夫について話し合っていたつもりであった．しかし，Zさんはよい・悪いで評価されていると感じていたようで，できなかった時には受診したくないという気持ちが高まっていた．うまくできなかった時こそ，受診して対策を相談できる関係でありたかった．ところが実際は，担当医にはよく思われたいという気持ちが通院とともにできていた．

Zさんが中断予防として，合併症の怖さを意識する方法を提案された．一生治療しなければならない疾患の継続動機に恐怖を用いるのは精神衛生上よくないし，逆に違反行為への強力な誘惑にもなりうるので，望ましいとはいえない．

【症例3】 経済的理由

40代半ばのMさんは4人の息子と夫の6人暮らし．1年前に受けた健診で高血糖を指摘されて受診する．セルフケアの指導とDPP-4阻害薬の内服が開始となり，3カ月後にはHbA1cが11.3%から7.1%まで回復していた．診察では息子4人分の洗濯が運動になること，食事は男5人分の高カロリー食をつくるため自分のカロリーコントロールが難しいなどと話していた．

こちらとの関係性もできて通院も継続すると思われたが，次に来院したのは6カ月後でHbA1cは8.6%と悪化していた．診察室に入ってきたMさんが最初に語った中断の理由は，時間がとれなかったことであった．しかし，カルテには中断の間にMさんからの電話に対応したスタッフの記録があった．「今日は治療費がないので受診できないから1カ月後に変更してほしい．治療費がないので何を気をつけたらよいか教えてほしい．明日は受診できるので予約を入れてほしい」と，受診はしたいが，経済的に難しいことが綴られていた．私からは，「とても気をつけておられたの

ですね」と声をかけたところ，薬がなかったので食事や運動は相当気をつけていたこと，子どもの学費が優先で自分の治療費を払う余裕がなかったことを語られた．

症例から学ぶこと

　J-DOIT2 を基に作成された「糖尿病受診中断対策包括ガイド」[2]では13.4% が経済的な問題を中断理由としてあげている．われわれの調査[3]でも，医療費の負担は 33% の患者で通院中断の動機になると報告した．

　給料日前の予約は敬遠したり，「受診間隔をあけてほしい」と懇願されるHbA1c の高い患者の予約には悩む．新しい治療薬は高価なものが多く，開始する時には薬価の説明をしておかないと，調剤薬局から「薬はいらない」という患者のクレームが報告される．10 年ほど前には治療費のクレームが医師まで伝わることは少なかったと思うが，いまでは患者の財布の中まで考えて治療方針を決めなければならない．

【症例4】　痛くないから

　70 歳で独居の I さん．内服薬で治療していたが，予約日に夫が亡くなり受診どころではなかった．四十九日まで毎週法事があり，お参りの人がいつ来るかもわからないため，I さんは家を空けられなかった．薬は切れていたが，しんどくなかったので気をつけていれば大丈夫と思っていた．

　約 1 年が経った頃から足にむくみが出てきた．恐くなった I さんは娘に相談して一緒に来院した．中断理由を尋ねたところ，I さんからは「だってどこも痛くないのに悪くなっているとは思わんさぁ」と，まさか悪化するとは夢にも思わなかったことが語られた．娘からは，「父が病院への送迎をしていたので交通手段がなくなったことも中断理由だ」とのこと．診察の最後に処方薬を説明したところ，I さんから「血糖値が高くなると，頭が痛くなる薬も出してください」と提案があった．

症例から学ぶこと

　もちろんⅠさんは夫が亡くなったことによる大きなストレスや，高齢で独居になった生活上の変化で，通院どころではなくコントロールも悪化したことが推測される．このような状況下でも中断せずに通院するための動機付けとしては，Ⅰさんが言うように「痛い」などの症状が必要なのかもしれない．実際には，有痛性神経障害を除いて，糖尿病で痛い症状が出ることはほとんどない．こころのなかで，高血糖が続くと将来重大な合併症に罹患して大変であると意識し続けることが，治療の動機付け手段と考えられる．石井　均氏と養老孟司氏の対談[4]で，養老氏から「糖尿病はバーチャルな病気」という発言があった．糖尿病は症状が乏しいため，重大なことが起こっていると常に想像していないと治療が続けられない疾患である．ところが，多くの人は安定した心理状態を保って日常生活を続けるために，過去に経験した恐怖や将来起こるであろう不安は抑圧する．教育コースで，足壊疽，失明，透析などの不安をかき立てる指導をすればするほど，意識下に閉じ込める．不安を高める指導をすると，逆に不適切な食事が強烈な快感となったりする．指導の難しいところである．

【症例5】　受診したくない

　Tさんは50代で美容関係の仕事をする活発な女性である．子どもは独立して夫と二人暮らし．風邪症状で受診した診療所の検査でHbA1cが12.6%と高く，紹介になった．診察でのTさんは，セルフケアは全くする気はなく，内服も希望せず，説得して処方した薬も服用しなかった．5回目の受診でHbA1cはなぜか9.6%まで下がり，その後は通院を中断していた．半年ぶりに娘と来院したTさんはHbA1cが13%まで悪化していた．中断原因として，「受診が面倒くさい」「できれば受診したくない」「待ち時間がつらい」をあげた．これだけ受診に対して抵抗感をもっているのに再び来院した理由を尋ねると，「家族に通院していないことがバレたため，娘が監視役で同伴した」とのことであった．

　「糖尿病は痛くないから受診しづらいですね」と，怒っている娘からTさんをかばったつもりが，娘からは母の右足が腫れて膿も出て，痛みで

仕事も1カ月前から休んでいることが明らかにされた．形成外科に紹介したところ，入院を勧められるも同意せず，連日の通院で治療することになった．糖尿病の治療に関しては「薬は飲まない」「インスリンはもちろんやらない」といつも通りの反応であった．足に関しては形成外科医の指示に従い予約通りに通院し，2カ月後には完治した．もちろん，糖尿病の治療は全く進まなかった．

　Tさんが糖尿病の治療を拒否する心理的な問題を探ろうと診察にあたった．10回の診察では明らかな問題点は見いだせなかった．こちらに対するTさんの表情や言葉遣いは診察のたびに穏やかになり，関係性はできつつあると思われた．しかし，糖尿病の治療に関しては全く同意せず，HbA1cも13〜14%と高いままである．臨床心理士を交えたスタッフとのカンファレンスでは，家庭内での問題が治療行動に影響している可能性も示唆された．次の診察ではそれとなく家庭の事情を尋ねたりしたが，結局何も成果が得られなかった．

症例から学ぶこと

　Tさんの治療に関して，治療者側が反省するべき点がある．
　1つ目は，人はそれぞれ物事を受容する速度が異なるということである．数秒で受容できる人もいれば，何年もかかる人もいる．Tさんのペースを考慮せずに指導を進めた治療者側の問題があげられる．もちろん医学的には将来の合併症を回避するために一刻も早く治療を進めたいが，医療学的には患者の受容なくしては治療価値は存在しないと思われる．
　2つ目は，Tさんを誘導しようと強く意図しながら面談していたことである．治療が難しい患者と面談する時には，積極的傾聴を実践する必要がある．患者ならば治療ありき，なる固定観念をもたずに患者の語りを何度でも聴く．そして水平的共感ができた時に，患者は理解されたと感じる．水平的共感は，上から目線の患者理解ではない．たとえば，正しい治療行動をとらない理由が判明しTさんを理解できた，というのが上から目線の共感である．Tさんの気持ちがわかった気がする，が水平的共感の状態である．

以上の点に気をつけて，患者との面談を進めたい．

> **【症例6】 医師への不信感**
>
> 　Yさんは50代半ばの営業職の男性である．前医からの薬が切れて半年が経っていた．特に体調不良はないが，糖尿病の状態が知りたいと受診した．
>
> 　なぜ通院を中断していたのかと尋ねたところ，治療は中断していないと憤慨した表情で答える．Yさんは，「薬は切れていたが，食事療法も運動療法も自分なりに続けていた．うまく治療ができているかHbA1cが知りたくて受診にきた」という．「先生はコンピュータばかり見ていて，目も合わせないので頼れない」と思い通院をやめて，自己流でがんばってきた．「営業ではお客さんの顔を見ずして仕事は成り立たない」と，声を荒立てて訴えた．その日のYさんのHbA1cは6.8%で半年前の6.6%と大きな差はなく，「セルフケアを正しく実行できていた」とYさんは満足していた．

症例から学ぶこと

　内服薬が切れていたのにHbA1cを維持できた理由は，通院時以上にセルフケアをがんばっていたからだと考えられる．また，医師の診察スタイルがYさんの気分を害して，通院中断に至ったと考えられる．最近，この種のクレームで中断したり，転医してくる患者を経験することが増えてきた．入力に時間がかかるのは電子カルテのデメリットの部分である．しかし，入力することが多いので患者の顔を見て話す時間がない，というのは治療者の詭弁である．もちろん，糖尿病診療においてであるが．

　Yさんが通院を中断してからの半年間は，通院中以上にセルフケアをがんばっていた．この原動力は医師のマナーの悪さに対する怒りと不屈の精神であった．この種の感情も治療の動機付けに寄与するが，精神衛生上は問題があると思われ，また長続きできるものではない．今後のYさんには治療者との二人三脚的な関係から再出発して，自立できるような医療機関との連携がよいと思われる．

❖ おわりに

　6つの症例をあげた．症例はいずれも中断から再受診した患者である．中断原因は，「糖尿病受診中断対策包括ガイド」[2]の報告のように，仕事が忙しい，体調がよいから，医療費の負担などが主であろう．しかし，6つの症例のように個々の患者によって理由はさまざまである．診察時に中断の話題も出して，患者自身に中断することの問題点をあげてもらい，中断しないような工夫を話し合うことも必要である．初診で受診する患者のうち何割かは過去に通院経験のある中断患者も含まれている．中断患者は再来時に，治療者からどんな言葉をかけられるか不安である．再来時の一言が次の中断予防になる[5]と思われ，こころして第一声を発したい．

　最後に，「頭が痛くなる薬がほしい」と言ったIさんは，痛さが治療の動機付けになることに気付かれた，すばらしい分析能力のある女性である．では，実際には痛くない糖尿病の治療を続けるためにどのような動機付けが必要となるのか．6つの症例から共通の要素を考えると，疾患の重要性だけでは力不足であり，最終的には治療者との関係性ではないだろうか．私たち糖尿病の治療者と患者がつながっているということが大切である．医学的に正しいほうに向かっていない時でも患者を無下に否定せず，一緒に考える存在であることを繰り返し表明することであろう．

文献

1) 山本壽一（2013）中断を繰り返す理由．糖尿病診療マスター 11：436-438
2) 「糖尿病受診中断対策包括ガイド」作成ワーキンググループ（2014）糖尿病受診中断対策包括ガイド
　http://human-data.or.jp/wp/wp-content/uploads/2018/07/dm_jushinchudan_guide43.pdf
　（2018年11月22日アクセス）
3) 山本壽一（2007）糖尿病治療中断に至る心理的要因．プラクティス 24：179-184
4) 養老孟司，石井　均（2015）第3話「先生はそう言うけど，私，調子がいいんだ」．病を引き受けられない人々のケア――聴く力，続ける力，待つ力，石井　均編，医学書院，東京，pp. 47-70
5) 山本壽一（2005）治療中断患者さんが再診に来た！　患者さんのやる気が持続する10の言葉．糖尿病ケア 2：1260-1266

　　　　　　　　　　　　　　　　　　　　　　　　　　　　　　（山本壽一）

医療者が変われば,患者も変わる

> **ここがポイント**
> ・病識のない患者ほど良質な情報提供を.
> ・合併症は無症状からいきなり発症する.
> ・患者は糖尿病人生の一断面しか知らない.

❖ はじめに

　糖尿病医を目指して38年,10年前の私の診療はいまとは少し違っていたであろう.20年前には全く違っていたはずである.先輩に教えていただき,ワザを盗み,スタッフからヒントをもらい変わってきた.実に多くの患者から学ぶ機会をいただいた.知識の蓄積に乏しい職人的医師であるが,困難症例の診療における手がかりを考えてみた.

❖ つらい記憶の1ページNさん

　何度も急患としての入院を繰り返すが,退院すると通院せずにまた中断,という50代男性がいた.時間をかけて説明したが効果はなかった.立派な体格で口ひげに優しい目の自営業者さんである.何グラムもの蛋白尿の出る糖尿病腎症で,狭心症を何度か繰り返し,その都度冠動脈インターベンションを受けていた.困ったことに入院のたびに異なる女性が付き添ってくる.緊急入院であるから家族への説明が必要である.奥さんに説明するのでと連絡を依頼すると,この人がいまの妻であるからこの人に

説明してくれという．都合3人くらいの異なる奥さんに説明しただろうか．本人への治療継続の説得にはニヤリとして「今度は通院します」．しかしいったん退院すると梨のつぶて，外来に来ても一度きり．

そんな彼に今度ばかりは違うと感じさせた大ピンチが訪れた．すでに末期腎不全に至っていたが，冠動脈三枝病変で冠動脈バイパス術を受けた．同時に透析も導入された時である．心臓外科に入院中の彼が私の外来を訪れ相談したいという．会うと彼はこう切り出した．「私にも妻（もちろん付き添った何人かの女性とは別の）も子もいます．何とかなりませんか」．表情は真剣そのものである．「……！」答えに窮し，「禁煙などできることを一つひとつやっていきましょう」と答えるしかなかった．「この人でも症状が出ればわかるんだ!!」という驚きがあった．気付くのがあまりにも遅すぎたNさんは，退院することなくそのまま50代で亡くなった．症状が現れ死期の近いことが自覚できた時，初めて病識が生じた人であった．切羽詰まった彼の真剣な表情が忘れられない．

◆ 気付いてくれたKさん

多年にわたるコントロール不良により合併症は重症化してしまったが，あることがきっかけで行動変容のみられた肥満女性である．

【症例K】
59歳，女性．既往歴：35歳，子宮筋腫および卵巣癌手術．家族歴：母と妹が糖尿病．母は透析後2年で死亡．現病歴：婦人科手術後64→85 kgと著明に肥満した．40歳，T大学病院で糖尿病の通院治療を開始したが，51歳，増殖糖尿病網膜症で光凝固．入院をかたくなに拒否していたが，53歳，硝子体出血を機に当科（S病院）に紹介され入院．HbA1c 9.0→6.3%，尿蛋白5→0.4 g/日と著明に改善，クレアチニンクリアランス（C_{cr}）はまだ47.7 mL/分であった．退院後再びT大学病院に通院し再度悪化．1999年9月（58歳），担当医の異動後当科外来通院．HbA1c 9.6%，Cr 3.5 mg/dL．9カ月間の当科外来通院中の説明が効果あり，2000年6月，ようやく当科に再入院．身長158 cm，体重85 kg，

BMI 34.0. 両眼視力低下, 下腿浮腫著明. Cr 4.8 mg/dL, C_{cr} はすでに 12.5 mL/分. 入院中内服療法から強化インスリン療法に変更, 尿蛋白は 1.3→0.4 g/日に減少, 浮腫は著明改善. 退院後, 体重は徐々に減少し 67 kg, HbA1c も 6% 前後. 2年後から尿蛋白陰性となり, Cr 値は 5 mg/dL 前後に達していたが約7年間透析に至らず保存的に管理された.

独身女性が 35 歳の時, 子宮全摘, 卵巣全摘を受けた. 女性としての苦しみはいかばかりであったことか. 激しく肥満した彼女は, OL としての仕事に打ち込んだ.

この K さんが入院することになったのは, ふとした雑談からである. 腎機能は低下してきたが当科には入院しないだろうから, 早めの腎センター紹介の方針とし説明した時だったと思う. いつも雑談の長話をしていく人であるが, 初めて私に身の上話をした. 彼女のお母さんも糖尿病で透析をした, というのである. そして 1〜2 年後, 60 歳前に心臓病で亡くなった. 典型的なコントロール不良糖尿病腎症患者の経過ではないか. 「私はその母の遺伝で糖尿病になったわけだし, きっと母と同じように透析になって 60 歳前に死んでしまう. ならば太く短い人生を送ろうとこころに決めたの. 食べたい時に食べたいものを食べて, 仕事に専念して絶対に入院はしない」. それが彼女の人生の大方針となっていたのだ. 悲しいことに, 肉親の不幸がその娘の教訓とはならず, 不幸の原因になっていた. 彼女にとっての遺伝論は運命論でしかない.「どうせがんばっても私の運命は変えられない」と耳を閉ざしていた彼女には, 先輩医師の説明も聞こえなかったわけだ. この誤解を解けば何とかなる, と感じ取った私は以下のことを説明した.

(1) 透析に至るのは遺伝のため(＝自分の運命)という考えは医学的科学的には正しくない, 間違いです. あなたの糖尿病は何をどれだけ食べ何を飲んだのか, そしてどんな体の動かし方をしてきたのかによるのだし, あなたの糖尿病腎症・腎不全はまさに血糖・血圧のコントロールの結果によるものです
(2) 透析の必要ない自由な期間はもう限られてきているけれど, 現在の

糖尿病腎症対策もかなりの効果が期待できるし，これまで改善し寛解となった人もいる．きっと挽回できる
（3）血糖コントロールは実はちっとも難しくない．やせなくても HbA1c 6.5% は可能．あなたもできる

その後の彼女のがんばりは先に記した通りであり，実に見事なものであった．「遺伝」の捉え方一つで人の運命が変わってしまうことを学んだ．

❖ 医師の思い込みが患者の可能性を奪う

患者にとって病気は治るほうがよいに決まっている．「すべての患者のすべての糖尿病や糖尿病合併症は治らない」と初めから決めてかかっている医師の患者への説明は短い．合併症の患者に必要な情報はとにかく多いので非常に時間がかかるが，どうせよくならないと思っている医師は患者への説明を短縮する．必要な情報を伝える時間を惜しむ．この姿勢が患者の可能性をも奪ってしまう．医師一人では困難であっても，コメディカルと指導目標を共有して診療にあたるチーム医療で切り開いていきたい．決めつけをせずに好結果の得られた2症例を示す．

ケトアシドーシスで入院し GTT 正常型まで回復した O 君

【症例 O】
　22歳，男性．主訴：6 kg の体重減少．現病歴：2年ほど前に過去最高体重98 kg（BMI 35.6）から87 kg へ2カ月で11 kg のやせ．2010年4月，口渇，多飲，多尿，倦怠感を伴う6 kg の体重減少があり近医受診．HbA1c 14.6%．糖尿病性ケトアシドーシスの状態で当科紹介．缶コーヒー，スポーツ飲料などのソフトドリンクやアイスクリームなど多量摂取．現症：身長166 cm，体重81 kg，BMI 29.5，血圧109/68 mmHg．尿中 C-ペプチド 20 μg/日（入院時），103 μg/日（退院前）．

入院経過：食事療法 2000 kcal での血糖日内変動は 226/409-378/395-

325/378 mg/dL で, 尿糖 296 g/日. 生理食塩水の点滴と強化インスリン療法を開始. インスリン最大使用量ノボリン®R 128 単位/日. ノボリン®R 20 単位/日となったところで内服薬に変更. 退院時 (50 日目) には体重 77 kg. 2000 kcal の食事療法とメトホルミン, ミグリトール併用での血糖日内変動は 90/108-91/93-93/88 mg/dL ときわめて良好. 退院前に 75 g ブドウ糖負荷試験 (GTT) を施行すると,

| 血糖 (mg/dL) | 95-123-109-150-107 |
| インスリン (μU/mL) | 7.6-58-22-66-51 |

なんと耐糖能は正常型であった. 典型的なソフトドリンクケトアシドーシスであるが, ゆったりとしたエネルギー制限の食事療法に強化インスリン療法で糖尿病は寛解し, 耐糖能正常型まで回復した. その後 5 年間体重を減量できないままであるが, 耐糖能正常型肥満者として糖尿病を再発せずに経過している. このような症例は少なくない[1].

顕性糖尿病腎症寛解例 Y さん

【症例 Y】

初回入院時 63 歳, 女性. 治療歴 12 年間の糖尿病で, 両下肢の著明な浮腫のため当科を紹介され 1995 年 1 月入院. 三大合併症はいずれも重症の 2 型糖尿病で, 光凝固後であるが硝子体出血を認めた. 現症:身長 150 cm, 体重 47 kg. 血圧 164/78 mmHg. 検査成績:HbA1c 9.5%, 尿蛋白 4〜6 g/日, 血清アルブミン 2.6 g/dL のネフローゼ症候群. C_{cr} 68 mL/分.

入院後経過:インスリン治療に変更し血糖コントロールは良好となった. 血圧コントロールは難渋したが, ACE 阻害薬を中心に多剤併用で血圧は低下し尿蛋白は著明に減少. 入院 4 カ月で尿蛋白は 0.1〜0.5 g/日まで減少して退院. 退院前降圧後の C_{cr} は 43 mL/分. 血糖コントロールは退院後の 1 年間は HbA1c 6.4〜6.9%, 2 年目は 6.4% 前後, その後は低血糖なく 5% 台後半を維持. 尿蛋白定性は退院後 2 年が (++)〜(+++), 3 年

目から減少し，4年目には陰性化，1998年12月〜現在まで(−)を継続し，尿中アルブミンも正常値を維持している．

消失しないとされていた尿蛋白が消失したことからほかの腎疾患の可能性が指摘され，2000年1月腎生検施行．半数の糸球体は硝子化，残存糸球体は結節状硬化を伴う糖尿病性糸球体硬化症と診断された．本症例は8年後に2度目の腎生検施行，拡大したメサンギウム領域の縮小，肥厚した糸球体基底膜の菲薄化，消失した足突起の再生など組織所見の改善を確認．82歳の現在も健在，きわめてお元気でまさに健康を回復している．筆者らは腎生検で糖尿病腎症と確診された蛋白尿消失寛解例を14例経験している[2]．

このような症例O君もYさんも決して特殊な症例ではない．このような改善のあることを悩める患者に伝えることにより，自分の可能性に気付いてもらうことができる．同時にきわめて強力なモチベーションになることを実感している．

❖ 前熟考期の壁を乗り越えるための医療情報

突然何かをきっかけに目覚める患者がいる．その何かのきっかけが偶然患者に訪れるのを待つのが医療現場の現状であろう．医療者と患者とに見解の相違（たとえば入院の必要性）が生じることは日常茶飯事であるが，当然患者の見解は的はずれである．このような場合「病識がない患者」というラベルを貼って終わりにするのではなかろうか．「痛い・苦しい」のない段階で糖尿病の治療の必要性を理解し，良好なコントロールを達成維持しようと考える人と，理解しない人，いや考えることすら拒否する人がいる．両者の違いは何であろうか？　私の結論は「患者のもつ情報の質と量」である．「間違いない方向の判断を下すことができるようになるのに必要な医療情報を，いかに伝えるか！」これこそが医療者の使命であると思う．

「この患者に不足している（病状の理解に必要な）情報は何だろう？」と考えながら医療者は対応すべきと考える．コントロール不良が続けば網膜症や腎症や神経障害の起こることは，いまや糖尿病患者なら誰でも知ってい

る．しかし対応しない人が少なくないのはなぜか？「自分には該当しないという結論を下しているからだ」と私は考えている．糖尿病網膜症は，無症状で視力に何の問題もない状態が何年も続いてきていながら，「あれ？ おかしい」と思ってからたった10分20分で見えなくなってしまう．こんなことは患者には想像がつかない．いま，こんなに見えているのだから，仮に視力が低下するとしても1.0から0.9へ，0.9から0.8へ，そして0.7→0.6→0.5へと，徐々に数週〜数カ月かけて低下していくものと思っている．だから視力が0.7くらいになったら，眼のかすみを感じたら，その時はすぐ眼科へ行こう……，そうすれば眼科の先生が治療してくれる……，程度のこころの準備なのである．こう考えれば，血糖コントロール改善の必要はなくなってしまう．なぜHbA1c 9〜10%の患者が日々平気で過ごせるのか，理解できるのではないだろうか．多くの患者から教えていただいたことである．脳梗塞，心筋梗塞と糖尿病との関係を知らない患者も多い．知っていても多くの患者がやはり前兆を発見することに神経を敏感にして過ごしており，何か異変があったらすぐ脳外科に，すぐ循環器科にというこころの準備をしている．もちろん現実にはそのような準備では間に合わず，一生の後遺症に悩まされることになる．このような重症合併症まっしぐらの患者に必要な重要情報は何であろうか？「糖尿病の合併症は無症状から前兆なしに急に来る」である．コントロールが悪いと視力障害が起きますよ，だけでは不十分なのだ．

❖ 患者の気付きを助ける説明ポイント

患者にぜひとも知らせたい情報がある．

(1) 現在の健康な自分がいかなる経過で合併症を起こし身体障害者になっていくのか，という糖尿病合併症人生の経過
(2) 2型糖尿病ではコントロール不良が続くと年々膵β細胞が失われ[3]（**図5**），治療せずに様子をみている数年の出遅れによって望まない終生のインスリン療法が必要になること
(3) 糖質制限食がトレンドになっているが，最も肝心なことは大量の単

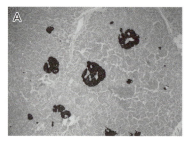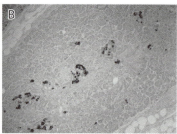

図5　日本人の膵ランゲルハンス島（インスリン染色）
A：非糖尿病，B：2型糖尿病
〔八木橋操六，2型糖尿病の膵変化，臨床医のための糖尿病病理，p.37, 2004, 診断と治療社，東京より引用〕

純糖質摂取の制限である．監獄内で行わない限り，人での食事療法のエビデンスは得られない．日本人によく似た2型糖尿病モデル動物GKラットでの動物実験では，通常の固形食は複合糖質を含んでいるが血糖は悪化しないのに対し，ショ糖液で著明に悪化した[4]（図6）

（4）食品交換表に基づいて，主食をしっかり食べ主食と副食のバランスを重視するオーソドックスな食事療法をすれば，空腹感はないので困らない

この(1)〜(4)の4つのポイントは患者の理解の手助けとなる．

❖ おわりに

悩める患者を導くには，①人生の要所で治療と仕事を両立すべく正しい判断を下せる情報・知識の伝授，②困難を乗り切る精神的タフさを支えるエンパワーメント，③回り道せず最短距離を歩めるよう導く医療者の水先案内能力，が求められる．家族とともに歩みたい．筆者の勤める糖尿病外来で，スタッフの思いの通じなかった2人の患者さんが最近変身した．血糖コントロールの改善，尿蛋白の減少が現れてきたのである．するとスタッフに対する敬意の気持ちがみえるようになってきた．こころが通い始

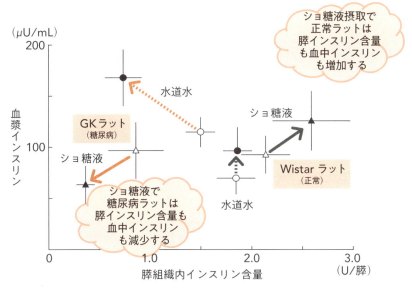

図6 GKラットにおけるショ糖液自由摂取のインスリン産生能への影響
砂糖水を自由に摂取させると膵インスリン含量も血中インスリン濃度も低下するが，対照の正常ラットでは砂糖水による血糖上昇もインスリンの低下も全くなかった．
〔小高裕之，高見健治，志野晟生，ほか(1989)ショ糖溶液摂取の自然発症糖尿病GK(後藤-柿崎)ラットにおける糖尿病の重症化．糖尿病動物3：84-90を参考に筆者作成〕

めたのだ．次の悩める患者の笑顔が見たいとスタッフはまた努力してくれることであろう．

文献

1) 鈴木　享，井泉知仁，赤井裕輝(2011)効果をあげた2段階指導法．糖尿病診療マスター9：103-108
2) 赤井裕輝(2011)寛解を目標とした糖尿病性腎症治療のあり方．Annual Review 腎臓 2011，富野康日己，ほか編，中外医学社，東京，pp. 207-214
3) 八木橋操六(2002)2型糖尿病の膵変化．臨床医のための糖尿病病理，診断と治療社，東京，p. 37
4) 小高裕之，高見健治，志野晟生，ほか(1989)ショ糖溶液摂取の自然発症糖尿病GK(後藤-柿崎)ラットにおける糖尿病の重症化．糖尿病動物3：84-90

(赤井裕輝)

[コラム]
病を引き受けられない人々のケア
―― 聴く力, 続ける力, 待つ力

　『病を引き受けられない人々のケア――聴く力, 続ける力, 待つ力』が2015年に医学書院から出版された. これは雑誌『糖尿病診療マスター』で2004年から始まったMaster Interviewという企画を修正加筆したものである. 私がインタビューさせていただいたお話は, 一言で表すと糖尿病をめぐる「科学と人間」ということになると思われるが, そのなかから, 主題が(科学より)人間にある対談をまとめたものである.

　登場される方々は, 河合隼雄, 養老孟司, 北山　修, 中井久夫, 中村桂子, 門脇　孝, 鷲田清一, 西村周三, 皆藤　章の諸先生である. これらの先生と対談を始めた頃, 私には糖尿病に関する大きなテーマがあった. それは私たちが知っている(と思っている)科学としての理解以上(以外)の糖尿病理解はどんなものかということである. わかりやすくいえば, この先生方が著された書物を読んで, 述べておられる考え方を糖尿病に当てはめればどういうことになるだろう, と思ったのである.

糖尿病とはどんな病気なのか？

　糖尿病はどんな病気なのか. 糖尿病をどう捉えれば, その本当の姿をみたことになるのか？　単に科学的な病態の説明ではなく, 社会的, 文明的, あるいは生物の進化の観点など, いろんな(医学以外の)領域も総合してどんな病気と考えられるか？　この疾患は人生にどのような影響を与えるのか？　社会的影響は？

人はどのように適応するのか？

　人はどのようにこの病気であることに適応していくか. 単に医学的治療学にとどまらず, 心理的, 社会的, 文明的, にどうなのか. 私たちの説明が「わかる」ということはどういうことなのか,「わからない」のはなぜなのか. 治療はどのような意味をもつのか――たとえば食事療法. それに適応するには何が必要なのか.

医療者はどのように糖尿病をもつ人を診ていけばいいのか？

　医療者はどのような態度, 関わり, 治療ができるか. 慢性疾患への関わり方は

[コラム]病を引き受けられない人々のケア――聴く力,続ける力,待つ力

どうか――医学(医療)は急性疾患への関わりを通じて発展してきた,慢性疾患(治癒が目標ではない病気)はどう関わればいいのか.医療者自身の精神衛生は? 燃え尽きや巻き込まれにどう対応するか.

などである.これらのうちには,対談の過程で発見した課題もある.
『病を引き受けられない人々のケア――聴く力,続ける力,待つ力』は,そのような課題に対する先生方のお話と私のまとめから構成されている.そのなかからいくつかの言葉を紹介したい.

　近代医学の場合は人体というものを対象にしていて,それを人間全部に共通のものと考えているわけです.ところが,こちらの言うことを聞くか,聞かないかというのは,人体ではないでしょう? 心です.そして心はいろいろでしょう?

河合隼雄

　いまの医療の問題点は,患者さんの人生に対する必然性を与えることなく,医学的必然性で押すこと.それで,患者にとってどこまでもヴァーチャルな病気であって,「自分のことじゃない」という感じにさせられるのです.

養老孟司

　治療者が,治療環境が,治療の設定が非糖尿病的な部分にどれだけ目を向けているか.充実感,あるいは価値観をどれだけ置いているかが問われるところではないでしょうか.そうなってくると,まずは私たちが変わらなければなりませんね.

北山　修

　希望は意外なところに潜んでいること,個々人の生活に即して違うこと,しかし,とにかく医師は希望をも処方しなければなりません.「医師」そのものをも処方せねばなりません.そして「祈り」をも.

中井久夫

自分にとって「イヤだ」,「辛い」ということを離れて,糖尿病を客観的に考えてみると,「なるほどそうなのか」という気持ちがもてると思うのです.愛することは難しいだろうけれども,「なるほどそうなのか.しょうがないやつだけど,一緒にやっていくか」みたいな気持ちにはなれるのではないかと思うのです.

中村桂子

　私が書いた「今後こういうことに気を付けて糖尿病の療養生活を送ってください」という2ページぐらいのサマリーをずっと肌身離さず持っていてくださり,「20年以上,毎日それを自分のバイブルのようにして糖尿病の療養をしてきた」とおっしゃってくださいました.

門脇　孝

　人間というのは,一歩先に進むために,そのつど理不尽なものを納得できるものに変え,自分を編み直していかないといけないのでしょうね.

鷲田清一

　そうすると,こっちとこっちの緊張関係で,人間はどういう方向にも行く.アホなこともするし,賢いこともする.賢いことのほうがよいのはわかっているのだけれど,なかなかそうはいかない.

西村周三

　(そういう脈絡で言うと)糖尿病の診療に携わる医療者たちは,そういう意味では糖尿病を抱えて生きている患者さんの苦しみ,辛さという体験をどのくらい引き受けているだろうか.

皆藤　章

　糖尿病を診るということは,糖尿病をもつひとの人生に関わっていくことである.「聴く力,続ける力,待つ力」を身に付けながら.

(石井　均)

第2章

〔ケース別〕
診療現場で支える
糖尿病患者の
"こころ"

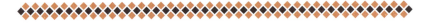

［座談会］
糖尿病の壁
——何を聞き出し，いかに伝える

「なぜ必要なこと(療養，ケア)をしないんだろう」「なぜ，こんな状態を放置するんだろう」．糖尿病患者を診ていると，こう思ってしまうことが少なくありません．思いあぐねてついに，「いま，あなたにとってとても大切なことだから，○○してください」と説得しても反応がないという経験も少なくないでしょう．

こんな時，どう考え，どう対処すればいいのでしょうか．この対談ではプロチャスカの多理論統合モデル(変化ステージモデル)のなかの前熟考期(できない，やる気はない)を軸にして，たくさんの経験をおもちの先生方にこころに残った症例を紹介していただきながら，対処法を考えます．

赤井(司会)　早速ですが，私が最近経験した患者さんを紹介します．

60代前半の女性でHbA1cは6～7%，「少し眼がかすむ」との主訴でしたが，糖尿病の治療歴はありません．体重が10kg減少し，その原因精査のため半年前に登録医より紹介されました．しかし，胃カメラを拒否．エコーはやってもいいとのことで行ったところ，大きな胃癌は否定的．大きな胆石と多量の残尿が認められ，神経因性膀胱が疑われました．また，眼底写真では前増殖網膜症が見つかりました．やせは糖尿病の悪化によると考えられ，しっかり治療するよう20～30分かけて説明したのですが，入院予約は納得なさらずお帰りになりました．

次の予約には来てくださり，結果をあらためて説明しました．HbA1cは上がり，2回目受診時は8%，3カ月後の3回目受診では9%台になっていました．「合併症が重症なので，入院してインスリン治療を始める必要がある」と話したところ，「主人が認知症で，介護があって入院できない」とおっしゃいました．「このままでは重症の尿路感染症を起こして，敗血症になると命が危なくなる可能性もあります」と説明しましたが，その後，通院を中断．看護師がご自宅に電話すると「1週間したら病院に行くから」とのことでしたが，結局お出でになりませんでした．

[座談会]糖尿病の壁

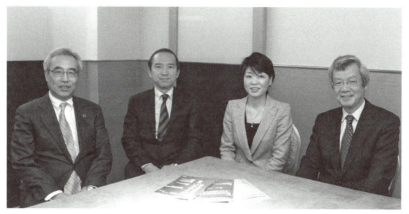

赤井裕輝　　　番度行弘　　　南　昌江　　　石井　均

　そして一昨日，かかりつけ医が往診に呼ばれたそうです．その翌日看護師が訪ねると動けなくなっており，救急搬送されました．敗血症で，入院2時間後にショックとなり，血圧が70 mmHgまで下がりましたが，ドーパミンで安定しました．膿尿が3Lほどたまっていました．
　私はその方に3回，外来で対応する機会がありましたが，「治療が必要だ」とお感じになるだけの説明ができませんでした．前熟考期の方への対応は難しいと思った経験でした．

◆「前熟考期」の定義と考え方

赤井　石井先生は「プロチャスカ・石井の糖尿病変化ステージモデル」(p.5)を考案されましたが，そのなかでの「前熟考期」の定義と考え方について教えてください．
石井　前熟考期の定義は，二つあります．
　一つは，プロチャスカがいくつかのステージを分けるのに用いた「6カ月以内に行動を変えるつもりはない」という定義．もう一つは，「できない」「やる気はない」「いまはやっていない」など，「6カ月以内に」という期限を外した定義です．この2つへの回答率は，ほぼ一致します．後者は，

私が日本人向けにつくった定義です．なぜかというと，日本人は6カ月などという単位で考える習慣がなく，その定義では回答できない方がいらっしゃったからです．いずれにせよ，前熟考期とは「提案されることをやる気はない」「いまやっていることを変えるつもりはない」というのが定義です．

　前熟考期は，プロチャスカの造語(pre-contemplation)の訳です．contemplationとは「熟考する」「比較しながらしっかり考える」，preは前という意味ですから，プロチャスカによれば「"pre"を付けることによって，変わっていく希望を表現できる」「この人たちはいまからわれわれの関わりによって変わっていく可能性がある，という段階を示したい」との思いが込められています．そこで私も，変わっていく可能性を示したいと思い，「無熟考期」でもなく「非熟考期」でもなく「熟考の"前"」，つまり「前熟考期」と訳しました．pre-contemplationは一つ前の状態，要するに「考えたくない」「知りたくない」「話も聞きたくない」．もっといえば，「そういう問題に向かい合うエネルギーがない」．つまり，pre-contemplationには，負のエネルギーがあるんですね．ここが非常に重要なところです．

番度　「負のエネルギーがある」という説明が非常に印象的ですね．前熟考期をインターネットで調べたら，「無関心期」のような定義をされているのですが，これはおかしいと思います．関心がないなら病院に来ないですよね(笑)．病院に来ている人は少なくとも「無関心期」ではない，石井先生の言われるように，何か負のエネルギーが働いている可能性が高いと思います．

南　病院に来ているということは，もう「前熟考期」ではないのでしょうか．病院に来ているということは何かを求めて，少しでもよくしたいということですよね．

石井　そうですね．変化ステージについて，プロチャスカは「目的とする行動別に評価をしなさい」といっています．患者さんと話し合って，治療法別に到達目標が設定されて，それに対してどういう時期にあるか．もし，その人が拒否あるいはやらないとすれば，その目標に対しては前熟考期にあると考えられます．ある患者全体ではなく，禁煙，禁酒，食事療法，定期的な通院というような，それぞれの目標に対してどの段階かとい

う評価をします．だから，南先生のおっしゃるように，「通院はしている」のであれば，「通院」という目標に対しては行動期ないしは維持期ですね．しかし，「来ているけれどもインスリンは打ちたくない」のであれば，治療に関しては前熟考期，という見方をします．大事なのは，一人の人を「この人はやる人」「この人はやれない人」という all or nothing の見方をするのではなくて，「この人のなかにやる気のある部分と，まだ受け容れられない部分がある」という見方をさせてくれたところだと思っています．

　逆にいえば，複雑になるんです．たとえば，食事療法をみた時，3食はきちんと病院の指示通りに食べているけれども，酒を飲んでケーキを食べて，という人もいますよね．そうすると食事療法のなかでもいろいろな段階があることになる．細かくいいだすと非常に複雑になるので，変化ステージ理論は複雑すぎると批判する心理学者もいます．

「プロチャスカ・石井の糖尿病変化ステージモデル」の着想・苦労

赤井　プロチャスカがステージモデルを考案した最初は，喫煙行動に対してであったと聞いています．石井先生が考案・応用された「プロチャスカ・石井の糖尿病変化ステージモデル」の着想，また喫煙行動のモデルを糖尿病に応用する際の苦労を教えてください．

石井　私は10年ほど糖尿病の診療をするなかで，「なぜ治療に取り組まないのか」「なぜ必要な食事療法をやらないのか」「なぜ運動療法をやらないのか」という疑問を抱きました．1993年にジョスリン糖尿病センターに留学したのは，そのようないくつかの疑問——糖尿病をもつ人にどのように医療者として関わったらよいのか——を，勉強したかったからです．

　プロチャスカの変化ステージモデルは，その時にたまたま出合ったものです．多くの心理療法は，「なぜできないのだろう」「なぜ人は変わらないのだろう」ということをテーマにしていますけど，プロチャスカはそうではなくて「なぜ人は変わるんだろう」「なぜできるようになるんだろう」ということを見つけようとしました．対象として彼がタバコを選んだ理由は，吸っているか/吸っていないかで評価できるので，非常にわかりやすいからです．

　彼らはその研究のなかで，禁煙に成功した人の心理的方法について，専

門家が行った場合と個人で行った場合を調査したところ，どちらの方法もほぼ一緒だと気がついた．大きくいうと，行動が変化する時には，まずはそのこと（たとえば禁煙）に対する考え方や感情が変化する．つまり，重要ではなかったことが大切だと思えるようになる．そして，いったん「やる」と決め，始めた時には，それを強化していく支えがいる．その次の段階では，何に気をつければ再発しないのか，という行動学的方法が必要だった．彼はその2段階――まず考えが変わる，次に行動が変わる――を見つけました．

　私は，彼らが得たこのような知見を，糖尿病にも応用できるのではないかと考えました．たとえば健康診断で糖尿病が見つかった時，まずは「何ともありません」「糖尿病は嫌です」などという考えやイメージが変わる必要がある．そこが変わると，次に食事療法や運動療法の正しいやり方を学び実践，継続するという2段階です．

　それまでは，1回の診察で必要なものを全部詰め込んでしまっていました．たとえば，病気の説明をしたらすぐに「食事はこのように」「運動はこうすれば」など……．しかし，このモデルを勉強してからは，たとえば「嫌だったら，今日は食事の話はおいておきますか．糖尿病になったということだけ持って帰ってください．次は必ず来てね．あなたがどういうふうに思ったか，つらくなったか，あるいはやろうという気持ちが起こってきたか聞きたいから」という関わりができ，「この人はいまこういう状態だけれども，こういうふうに変わっていくんじゃないか」「この人は10年かかるかな」など，患者の全体像や時間の見当をつけることができ，診療に余裕ができたことが大きいと思っています．

❖ 前熟考期の患者から学ぶ

赤井　先生方が困られた前熟考期の患者さんをご紹介ください．

無職の独居男性――どうしたら，生きる希望をもってくれるのか

南　2日前に来られた患者さんで，数年前から通院中の60代後半の男性で無職の方です．離婚して独り暮らしを続けており，かなりの肥満で足の

蜂窩織炎で何度か入院しています．しかし，皮膚科で出された薬は「太っていて足に届かないから塗れない」．「ちゃんと皮膚科に通ってください」と言っても，「もう大丈夫だ」と言って通われません．

クリニックにいらした時，体重を測ったら1カ月で12 kg増えていました．パンパンにむくんでいます．アクトス®も飲んでいますが，よく聞くと「この1週間，毎日ポテトチップスを5袋食べている」と言うんです．「あれはイモだから主食になる．食事をつくる気力も買いに行く気力もない．それで，1週間でこんなになりました」と……．「息苦しい」と言われたので肺水腫を疑い，レントゲンと心電図をとってCRP，白血球も測りましたが，足が腫れて真っ赤になっているにもかかわらず，炎症反応は全くありませんでした．私は，「これでは孤独死しますよ」と言って，すぐに大きな病院にお願いしようと思ったら，「絶対に入院はしない」と言うんです．「いいんですか」と言ったら，「先生，ワシはな，もう息子も妻もいないし，それが一番いい」．そして「入院したらいくらかかるのか」と，お金のことを気にされました．その時は肺水腫もなく，本人が自宅に帰るというので，利尿薬を出して「来週，来てください．状態がよくなかったら絶対に入院してください」と伝えました．

この方は，もともと経済的な問題があったので2カ月に1回の通院で経口薬のみでしたが，血糖コントロールはそれほど悪くありません．しかし，生きる気力がない．何のために治療をするのか，全くわかっていないし，「もう，死んだほうが楽かな」とおっしゃる．何を言ってもなかなか納得してくださらない．ただ，具合が悪い時にはクリニックに来られるので，患者さんに「何とかしてほしい」という気持ちがある限り，私たちはそれに応えないといけない．元気になってほしいけれども，何をどうやったら，この人は生きる希望をもってくれるのか．治療しようと思ってくれるのでしょうか．

赤井 独居の男性で治療困難な方は，かなり多いですね．当院で入院している方で男性が20人前後，そのうちの約4割が独居です．合併症をこじらせて来られる男性の多くが，家庭環境に問題があります．

奥様を事故で突然亡くされた70代男性——人生の目標を失った時

番度 最近，私は長くご一緒に生活されていた奥様が突然交通事故で急逝された70代の男性患者を診ました．その方は，インスリン分泌不全タイプ2型糖尿病で，元来お酒飲みの方でしたが，「体のため」と1日1合までに我慢され，超速効インスリン3回注射でHbA1cは7％前後に維持されていました．ところが奥様が亡くなった途端，昼夜を問わずお酒を飲み始め，食事もめちゃくちゃになり，インスリンも打ったかどうか覚えていない．来院された時には，HbA1cが14％になっていました．

強く入院をお勧めしましたが，「入院は絶対にできない」と拒否されたので，持効型インスリンを加えた4回注射とし，打ち方を指導するため看護師のところへ行ってもらったところ，「こんなことをやるンやったら，ワシはもう病院へ来ない」と．「このままだときっと高血糖で倒れますよ」と言うと，「もう死んでもいいんだ」とおっしゃる．それ以上言って，病院へ来なくなるとまずいので，4回注射は断念して「とにかくいままでのインスリンだけでも打ってください」と伝え，そのまま帰っていただきました．やはり，人生の目標を失った時に，人間というのは……．どうやってそれを説得するのでしょうか．

赤井 患者さんのショックはよく理解できますし，非常に難しい時期ですよね．

前熟考期の壁——負のエネルギーへの対峙

赤井 先生方の症例について石井先生，解説をお願いします．

石井 先生方のお話をうかがいながら，読者の方々も自分が診ている患者の状況に重なるように感じられたのではないでしょうか．それぞれのお話が，何かこう訴えてきますよね．これが，私が先ほど申し上げた，この人たち——この症例——のもつ，私らに訴えてくる負のエネルギーです．「糖尿病治療をして生きていくことの意味がわからない」「そんな治療をして将来の希望があるのか」という，前熟考期のなかでも非常に重い問題を抱えている．それが医療者にとっては重いんですよね．すごく重い……．

たとえば，南先生が紹介された患者さんを全体としてみた時に，「経口

薬でコントロールがよい」ということが私らをホッとさせてくれるかというと，そうではない．「この人，今後どうなっていくんだろう」「自分はこの人を援助することができるだろうか」という重みをもっている．その人が生きる希望を発見することをどのように援助するか．つまり，「生活を立て直し，自分が生きていく意味がある」，というところにどうたどり着けるのか．簡単な問題ではありません．

番度　まさに哲学的な問題ですね．

石井　その時，先生個人としての重みと患者さんの重みがぶつかるというか，向かい合っている状態だと思えるんですね．それを，河合隼雄先生は「患者さんのなかには"大物"がいる．年齢とかに関係なしに，子どもであっても大物がいる．われわれが少々のテクニックやら，言葉を使ってもこの人は動かんなぁ，みたいな人がいる」と言っておられました．そういう時は，通常の時間にとらわれないで……というのは難しいけれども，とことん付き合う覚悟でないと，「この先生，このレベルでものを言ってるな」というのが患者さんにわかってしまうでしょう．

赤井　患者さんも，医師の胸のうちを読んでいるのですね．

❖ 前熟考期の患者へのアプローチ

患者と医療者の関係

石井　日本は糖尿病療養指導士（CDE）制度ができたことで，患者さんと医療者の関係が大きく変わりました．私の先輩方は，患者さんに「血糖はよくなったけど，体重増えたよね」など，必ずできていないところを言っていましたし，脅しや怒り，怒鳴り声が隣の診察室から聞こえてくることもありました．しかしいまは，「できたところや達成できたことをほめて，患者さんを育てていく」という枠組みの変化，それから「医師が主導して引っ張っていく形から，患者さんに育っていってもらう」という姿勢的な変化も大きいと思います．脳科学でもいわれている「ほめて育てる」ということですね．

赤井　糖尿病の患者さんは特に，ほめると喜んでくれますよね（笑）．そし

て自発的に「今度はこれをしてみよう」と，自らレベルを高めようとします．ほめ上手の先生は，患者さんとうまくいく一方，すぐ怒る先生は，弟子は反発して育つかもしれませんが，患者さんはなかなか育たないと思います．

石井 「ほめてほめて」と皆さんがおっしゃるようになってくると，今度は「どこで叱るか」が難しい．やはり医者ですから，「ここはしっかり言わないと」というところがあるはずです．南先生が先ほど言われた「命が危ない」というのは，やはり言わなくてはいけません．

赤井 良好な関係のなかでのメリハリが重要ですね．番度先生，いかがでしょうか．

患者のニーズと経済的背景に配慮する

番度 まず，患者さんのニーズを捉えているかどうかが大切だと思います．たとえば，仕事中心で寝る間もないほどご多忙な方に「朝昼晩，規則正しく食事をとって，食後に運動をして，毎食前にα-GIを飲んでください」と言っても，できるわけがありません．それを無理強いすると，確実に病院に来なくなります．もう一つ，治療費が払えない方が知らぬ間に中断した結果，アシドーシスで運び込まれる例も経験しています．

　患者さんのニーズと経済的背景に常に配慮していかないと，医者がいくら理論的によいと思って推し進めても失敗するということを多く経験します．

赤井 やはり，経済的な問題は大きいですね．東北地方では，東日本大震災の被災者は医療費が無料だった時期があり，それが役立ったようですが，2013年に打ち切りになり入院できなくなった方が増え，宮城県内の病院は2013年夏頃から空床が増えました．冬になってようやく戻ってきたと聞いています．

信頼関係の醸成──民間療法をめぐる患者と医療者の譲り合い

赤井 民間療法に熱心な方にはどうアプローチなさっていますか．

番度 あるアンケートによると，2型糖尿病の方の60〜70％は何らかの民間療法をやっているそうです．私もたまに，患者さんから「先生，いま

こういうものを飲んでるんだけど……」と相談されることがあります．その時は次の診察の時に実物を持ってきてもらい，そのラベルを一緒に見て，たとえば炭水化物が入っていれば「これは血糖値が上がりますから，止められたほうがよいと思います」とか，「これは飲んでいただいて結構ですが，効果のほどはわかりません」などと客観的にお話しします．そのように説明してお帰しすると，また「今度，こういったものを勧められたんだけど」とパンフレットなどを持ってきてくれます．頭ごなしに禁止してしまうと，二度と相談してくれませんし，隠れてやられると一番困ります．

赤井 一緒にラベルを見るのはよいですね．私のところには，飲むヨーグルトにはまっている患者さんがいますが，「これは悪くないと思う」と言って持ってこられたら，かなりの量の砂糖が入っていました（笑）．そこで，プレーンヨーグルトをお勧めして納得いただいたところ，その方はたちまちよくなりました．

番度 そうですね．一緒に成分を見て「これですよ」と伝えると，「先生は私のために細かく見て，きちんと教えてくれた」ということで，信頼が高まります．

石井 番度先生が，その部分をちょっと譲ってあげたわけでしょう．

番度 そうですね．

石井 患者さん側としては，「先生，ここを譲ってくれたな」というのがわかりますから，「自分も先生のおっしゃることをちょっとやってみようかな」と思うのでしょうね．逆に，拒否されたら，こっちも拒否するわ，という場合もあるでしょう．そういう，行ったり来たりがあると思います．

赤井 そういうところで，より強い信頼関係が醸成されますね．すばらしいアプローチだと思います．

遺伝の説明は正確に慎重に

赤井 遺伝についての説明は難しいですね．「糖尿病は遺伝病だ」とよく言われますが，家族歴のある患者さんたちはそう思い込んで，それに尾ひれをつけかねません．「腎症は遺伝の要素が多い」とうっかり言ってしまうと，患者さんは「自分の病気は親と同じだ」と決めつけ，私たちの話を聞き

入れられなくなってしまいます.
　私が思い出すのは，体重 80 kg 台，女性の患者さん（p. 30 の K さん）です．定期的に通院してはいましたが，新たな提案はすべて拒否なさいました．レーザー治療で視力は何とか保ちましたが，蛋白尿は 5～6 g/日で，足が象のようにむくんで初めて入院され，蛋白尿が 1 g/日未満になり退院されました．後になって，「母親の遺伝で糖尿病になった．その母親は 50 代で透析になって翌年心筋梗塞で亡くなったので，自分の寿命は 50 代で尽きる」「どうせ短い人生だったら，食べたいものを食べたい時に食べよう」と考えていることを知りました．その言葉を聞いて，すべての謎が解けたように感じました．正しい医学情報を理解されてからその患者さんは，体型は変わらないのですが，血糖コントロールが抜群によくなり血圧もよくなって，透析寸前というところから 7 年間もちました．
石井　それはすごい，先生．
番度　どんなアプローチをしたらそんなによくなったのですか．
赤井　「医学的には，糖尿病は遺伝ですべて決まるわけではありません．お母さんだって私たちがお勧めする治療をなされば，人生は違っていたでしょう．血糖と血圧をしっかりコントロールして肉・魚の蛋白の食べすぎを注意するぐらいで，かなりよくなるからやってみましょう」と言ったら，その方の場合ははまったんですね．その心理状態にもっと早く気付けば，患者さんへのアプローチも変わっていたでしょう．とても勉強になりましたが申し訳ない気持ちでいっぱいでした．

◆ 糖尿病の壁, 前熟考期の壁を越える
　　――医師ができること, コメディカルができること

赤井　限られた診療時間のなかで，どこまでコメディカルにお願いできるか，担当医はどこに時間を割かなければいけないのか．この辺りのバランスが初診，再診それぞれで大変難しいですね．
番度　「とにかく話を聞いてほしい方」っていらっしゃいますよね．当院では「生活習慣病外来」という別枠の外来を 2005 年に立ち上げ，短時間の診察では対応が難しい方はそちらで，医師が 30 分，看護師が 30 分，1 人に

つき1時間半～2時間ぐらいかけて診察しています．
赤井　「傾聴してもらう」ということでしょうか．
番度　その場合は，当科外来にCDEの看護師が2人いますので，そこで話を聞いてもらいます．
赤井　看護師さんには余裕がありますか．
番度　いえ．余裕のない時のほうがむしろ多いかもしれません．余裕のある時には聴取した患者の訴えや問題点を短くまとめて電子カルテに入力してもらい，次の診察時にそれらを交えてお話しします．
赤井　南先生はいかがですか．
南　初診の患者さんは午前中の最後に診るようにしています．10分で終わる方もいれば，30分かかる方もいらっしゃいますが，特に数カ所の病院を経由して来られた方は話したいことがたくさんあるようで長くなります．初診というのはとても大事で「この人は何を求めて，私のクリニックに来たのか」をしっかりつかまないといけませんし，最初に「この人はどういう人か」をしっかりみるようにしています．私の昼休みがなくなることもありますが……．
赤井　でも，それはいい案ですね．
南　私は子どもも診ていますが，親御さんの話が長くなりそうな時は，受付に2人分の予約枠をとってもらったり，「この人は時間がかかる」と思ったら，コメディカルが十分話を聞いて，私のところはスムーズにすむようにしたりするなど，チーム医療のなかで工夫しています．医師が私だけの時は余裕がありませんでしたが，2人診療になり，私が長くなる時は，急ぐ患者さんはもう1人の先生が診るようにしたりするなど，少し余裕ができました．
赤井　石井先生は，コメディカルの皆さんをどのように指導していらっしゃいますか．
石井　コメディカルたちとは，「この人がその行為によって何を得ているのか」，逆にいうと「それによって埋められているこの人の問題とは何だろう」ということをいつも議論しています．たとえば，甘いものがやめられない患者さんに，冗談で「食べていいから，それチクワにならない？」と言うと，だいたい皆，拒否です(笑)．その時，「この人にとって甘味(あまみ)

は何を満たしているのだろう」と考えるわけです．

　一番効果的なのは，症例検討だと思います．先生がおっしゃったように，「こういうことで，この人は変わったんですよ」という話を聞くと，「ああ，そうか．今度はそういう関わりをしてみよう」とエンカレッジされますよね．ですから，困っている人，うまくいっていない人についての話を，皆で話し合えるチャンスをもつことによって，療養指導に関わる人たちが力をもつことになると思っています．

　ただ，病院というのは，その時間をもつのに非常にエネルギーが要ります．エネルギーを割いて集まったコメディカルが，「今日は一ついいことあったな」「覚えて帰れるな」というものを得られるように気を配ります．しばしばカンファレンスで見かける失敗は，「あんたがこうやったから」「これ聞いてないんじゃない？」というような，失敗ややっていないことを責めること．コメディカルも患者も一緒ですね．

　もう一つ，フットケアのついででもいいので10分ぐらい，患者さんの話を聞いてもらいました．全部がうまくいくわけではないけれども，なかには「この人はこういう気持ちだったんだ」という発見が出てくる．そうすると，そのコメディカルが元気になります．

赤井　コメディカルもエンパワーが必要ですね．

石井　それが一番ではないでしょうか．コメディカルはとても真面目なので，うまくいかないと「自分ができないんだ」「自分には合ってない」と感じて「もう，指導なんかできない」と言う人が出てきます．「いや，そうじゃない．あなたが聞いてくれたことは絶対に力になっている」ということを，常に言っていかないと，と思っています．

赤井　今日は，先生方から貴重な経験と，理論的な裏付けをしっかりうかがうことができました．患者さんへのアプローチに悩んでいらっしゃる先生方に，多くの助言がいただけたのではないかと思います．ありがとうございました．

（本座談会は2014年1月19日に大阪にて収録しました）

「食事療法はいりません」と言う糖尿病歴30年の患者

> **ここがポイント**
> ・糖尿病医療学的な患者理解とは？
> ・そっぽを向く人が強制されずに行動を変容させていくプロセスとは？

❖ はじめに

　なぜ，患者は，食事療法にそっぽを向くのか．

　それは，一般的で教科書通りの食事療法が，その患者にとって「いまじゃない」と感じられる時，もしくは，当面「意味がない」と感じられる時，そうなるのではないだろうか．

　そして，私たち医療者は，食事療法にそっぽを向く患者を前に，ほとほと困ってしまう．「いまじゃない」「意味がない」のかもしれない，とこころのどこかに感じながらも，自分たちの焦りからついつい食事療法の必要性・有用性をアドバイスしてしまう．

　医学的な有用性を説く時，そのアドバイスは糖尿病という「疾患」にコミットした内容で，それは正論である．しかし，糖尿病を抱えて生きる患者一人ひとりの「病い」としての糖尿病はそれぞれ異なるため，いくら医学的に正しい指導内容だとしても，「個々の病いとしての糖尿病」にぴったりとは沿わないことがあるのかもしれない．

　糖尿病医療学を石井　均先生と主宰される皆藤　章先生は，教科書を超えたこのような問いに対し，「いっさいは（科学的，論理的には）不明であり，自然科学とは異なる人間理解のパラダイムが必要である」と説く．

私たちが自然科学としての医学のパラダイムから正論を糖尿病患者に（無意識に）押し付けようとしている時，患者はそっぽを向く，のではないだろうか．そしてその時，私たちには，糖尿病臨床の現場において患者を一人の人間として理解しようとするパラダイムシフトが必要になってくる．

❖ 自然科学を超えた人間理解としてのパラダイム
──糖尿病医療学

　では，自然科学を超えた人間理解のパラダイムとはどのようなものなのか．
　まず，糖尿病患者に対して，「疾患としての糖尿病」にのみ目を向けるのではなく，「糖尿病以外の患者の部分」にも目を向け，日々の生活を営みながら生きている人間の総体として，患者をみていく，という視点を私たちがもつことである．
　もう一つは，一人ひとりの患者の個別性を重視する視点をもつことである．HbA1cが同じでも，一人ひとりの患者が抱える糖尿病，その糖尿病を抱えて生きていく意味合いは，それぞれ異なる．目の前の一人の患者，そしてその方の人生を，われわれがかけがえのない大切なものとして向き合う姿勢が大切である．
　特に，「食」を考える時，この2つの視点はかなり重要である．「食べること」には，「食欲」のほかに「楽しみ」「褒美」「ストレス発散」「交流の場」など，一人ひとりにとってのさまざまな意味合いがある．よって，われわれ医療者は，客観的医学的な糖尿病の病態に応じた食事療法を提示するのみならず，患者一人ひとりの普段の暮らし向きや，食事への思い，信念などを考慮に入れながら，患者と一緒に食事療法を組み立てていくことが肝要である．
　医学の範疇を超えて，われわれが上記の視点をきちんともち，患者とともに，糖尿病を抱えて生きるためのいろいろなことを一緒に考えていく．これらが自然科学にとらわれない個別性を重視した人間理解の視点であり糖尿病医療学の視点であるといえる．
　筆者の施設では，この糖尿病医療学の視点を養っていくために，病棟で

入院糖尿病患者を対象に症例検討(症例心理カンファレンス)を行っている(詳細はp.151をご参照いただきたい). ここでは, 患者をより深く理解するために, 入院中の患者の語り, スタッフとのやり取りを詳細に記述した資料を基に患者理解を深めるべく精進している. さらに, そこから「いま」この患者に必要な支援とは何かを考える.

ここで, 私たちが特に注意していることがある.

一つは, 患者の(こころの)準備状態を十分に確認すること, もう一つは, 自分たちの考え, 価値観, 患者像を押し付けないことである.

この二つがきちんと行われるためには, 何よりも患者の語る患者自身の情報が不可欠であるから, 私たちがまずすべきことは, 先入観をもたずに, とにかく患者の語りをお聴きすることである.「関心を寄せて」「押し付けずに聴く」ことができるなら,「糖尿病という病気のフィルターを通さずにあなたそのものをみています」という気持ちが必ず患者に伝わり, 患者との関係性の強化が期待される. この関係性のなかで, 患者は初めて糖尿病にとらわれずに自分自身を語ることができ, そして, この語りのなかに, 一人の人間としての患者が浮かび上がるのである.

❖ 実際の症例への関わり

「食事指導はいりません」と自ら主張したAさんは, 2回にわたり硝子体出血の術前血糖コントロールのため当科に入院された患者さんである. Aさんの入院中の語りを追いながら, 通常の指導が通用しない患者への関わりを考えてみたい.

【症例】
　Aさん, 40代男性. 2型糖尿病. 病歴30年. 独身. 母と弟との3人暮らし.

【現病歴】
・高校生で糖尿病を指摘される. 20代でインスリン導入.

- X-1年急性心筋梗塞で入院時, 最高体重100 kg. この際, 1000 kcalの食事療法で90 kgまで減量.
- しかしこの頃から硝子体出血が出現し, レーザーが何度も施行されたが, 視力低下が出現し手術が予定された. 糖尿病治療は他院で行われていたが, HbA1c 12%で術前血糖コントロール目的にX年当科に入院となった.

【入院時現症】

身体所見：身長177 cm, 体重92.5 kg, BMI 29.6. 検査所見：HbA1c 12%, 尿中CPR 93.4 μg/日. 合併症：網膜症；福田分類B1, 腎症；3期（尿蛋白4 g/日）, 神経障害あり.

【入院時治療】

トレシーバ® 朝44 U, ノボラピッド® 朝14 U, 昼14 U, 夕14 U, ビクトーザ® 朝0.9 mg. 他降圧薬, 脂質異常改善薬, 利尿薬, 抗血小板薬など多数.

【入院前の食事について】

- 母と同居するが, 調理は自分.
- 平日は, 朝はパンとパスタサラダ, 昼はオクラや野菜のおひたしとパスタサラダ, 夕は白米1膳とささみ. 週末はドカ食い.

【入院初日のAさんの語り】

「指導はいらん. どうせ帰ったらできない. 眼科の手術のために, 血糖だけよくしてくれたらそれでいい」

【主治医の治療方針】

薬物治療に関しては, GLP-1製剤をインスリンに併用しても, 食欲が抑えられず血糖が改善していない. 今回は, インスリン強化療法は継続, GLP-1製剤を中止し, SGLT-2阻害薬を導入してみる. 食事量は本人の希望通り, 少なめの1500 kcal食とする.

また，栄養指導などの指導は本人の希望通り，今回は行わない．

初回入院での関わり

●Aさんの語り
<u>入院2日目</u>
　「『いまの血糖じゃあかん』って言われて入院した．治療は，よその病院．インスリン量は自分で勝手に変えている．主治医には言ってない．だって，怒られるやろ．食事も食べたいと思ったら買ってしまう．唐揚げが大好き．入院前にめちゃめちゃ買って食べてやった．だから，入院時の血糖値は400台．わかってるよ．でも，この生活は変えられない」

　……こんなAさんに病棟スタッフは積極的に関われないでいた．しかし，よく話を聴くと，血糖値を下げる努力を繰り返しては挫折しているAさんに気付き，思いはあるのに継続が難しいんだな，と認識していった．
<u>6日目</u>
　「……いろいろ食べ方を工夫してみたけど，結局これ（粗食とドカ食い）に慣れてしまって……．自分にも甘くなる．でも，だんだん，何のためにしているんだろう……何で自分ばっかり病気になるんだろう……宝くじには当たらないのに，お酒も飲まないのに……と思えてくる」
<u>8日目──眼科転科日</u>
　治療が功を奏し，血糖値は手術可能なレベルに改善した．受け持ち看護師が，指導を拒否して自暴自棄になっているように感じられたAさんに対して，これだけは，と，「自分の身体を大事にしてくださいね」と伝えた．「やっぱり，手術心配や．自分の体は大事にせなあかんとは思っているよ」

2回目入院での関わり

　前回退院3カ月後，反対側の硝子体出血をきたして，やけ食い．99 kgまで10 kg体重が増加してHbA1cも11％．今度は眼科に直接入院が予定

されたが，本人が眼科外来で「いやいやそれは困る．内科病棟に2週間くらい入院させてくれ．血糖値を改善してから手術したい」と自ら当科への2回目の入院を希望され，術前入院となった．

行動変化ステージ分類表には，食事，運動ともに自ら準備期に丸をつけていた．

●入院初日のAさんの語り
入院は自分の希望
「自分で希望して入院した．ここの看護師は話を聴いてくれておもしろい．外科の看護師は，忙しくて話を聴いてくれなかった」

最後の晩餐
「……昨日は最後の晩餐に買い込んで家族が寝静まってからぶわーっと食べてん．海鮮巻き，ちらし寿司に，パスタに，唐揚げに，チャーハン．ゲロ吐いて食べきれなんだ．インスリンは＋10単位打っといた」

食事の現状—我慢と爆発
「……一回羽目外すとアカン．調子のいい時は，大量のオクラサラダ．夜はささみ．日曜日は何でも食べる」

合併症の話でショック
「先生の合併症の話はこたえたな．あと10年てとこやな．そりゃあ，好き勝手した分は苦しまなあかん．十分楽しんだし，来世はどうしようかと考えてる．でも薬代は稼がなきゃ」

●病棟看護師の感想と関わりの方針
前回入院時は強気だったのに，今までの自分を後悔する語りがあり，驚いた．今回は入院を自ら希望された．さらに，変化ステージは準備期．行動を変えるつもりがあるのか？　この入院で何かを望んでおられるのだろうか．今回もまず具体的な指導をせずに，今後どうなりたいのか，どうしたいのか，本人の考えや思いを聴きながら関わっていく．

●入院2日目以降のAさんの語り〔（　）は看護師〕
2日目
食欲は我慢できない　合併症は怖いが食生活は変えられない
「欲のなかでも食欲だけは我慢できない．調子のいい時はレタスやこんにゃくを食べる．カロリーも意識する．でも，それだけじゃ満たされな

い．続かない．ストレスになる．糖尿病自体がストレス．今回は，眼がすごいストレスで，もうええわ，ってなって，揚げ物も食べてた．バランスが悪いのはわかっている」

（糖尿病を治したいですか？）

「そりゃあ治したい．痛いからインスリンも打ちたくない．でも，食事もやめられない．どっちも嫌」

（いま不安なことは？）

「合併症怖いよ．明日，眼が見えなくなるかもしれない．死ぬかもしれないって思うよ．でも，だからって，すぐに食生活は変えられない」

（周りに不安なことを話せる人は？）

「いないな」

3日目
いろいろ試したけど，結局ドカ食いする

「いろいろ試した．増えるわかめいっぱいとか，レタスいっぱいとか．タバコを我慢すると，口寂しくてドカ食いする」

4日目
明らかに食べ物の質/自分との戦いのゴング

「ここ入って，3 kgやせた．病院は隔離されてるから，やっぱり明らかに，食べ物の質やわ．家やったら，サンマ3尾とか食うから．油ノリノリの高カロリー．コロッケなんかイモに揚げ物やろ．血糖値上がらんはずないわ．炭水化物＋揚げ物の公式や」

「いまは，金も性欲も物欲もない．食欲だけです．……焼肉など食べに行ったら，その時点でゴングが鳴るわけですわ．自分との戦いのゴング」

5日目
やっぱり食事が原因．でも，我慢はストレス

「血糖値をみていたらやっぱり食事が原因ってわかった．食べてた．ある日の食事を計算してみたら，3000 kcal食べてた．あると思ったら残せない．でも，買う時に我慢もできない．それのほうがストレスになる」

●病棟心理カンファレンス
──Aさんの情報共有と今後の関わりの方針を話し合う
6日目
　合併症が進んだAさんが心配．自ら準備期に丸をつけており，自宅で無理なく過食しない具体的な方法を本人と模索したいが，「わかっているけどできない」と語るAさんは熟考期なのか？　いまは食事療法の具体策を話し合う時期ではなさそう．糖尿病への陰性感情もあり，いまのAさんには，前向きな療養行動をとるための希望や目標を立てにくそう．
　ご自身の糖尿病をどうしていきたいのか，少しでも具体的なことを聴いていきたいが，大声でたくさん（糖尿病以外の事も）話されるため，巻き込まれて聴けない日も多い．
　しかし，食事療法をがんばっては爆発，を繰り返しているように，自分の糖尿病を何とかしなければという思いもあるのではないか．
　いまはAさんの思いをとにかく聴き，「どうありたいのか」も聴いていく．

7日目
理想は糖尿病が治ること
　（Aさんの理想の経過ってありますか？）
　「理想としたら，やっぱり糖尿病が治ることや．だから，母親と仲悪い．『なんで自分を糖尿病で産んだんや？』って思っているから．糖尿病をもっていない生活ってどんなんやろう，って思うこともあるしな．合併症はこれ以上進まないのが理想だけれど，そんなんは絶対に無理やで．糖尿病になった時から，いずれ合併症は出ると思っていたから，その前にやれることをやっておかなければ，って思って仕事も無茶苦茶がんばった」
　（では，合併症が出たら，そのつど対処していくということですか？）
　「そうやな．眼も症状がなかったら何も考えない．見えなくなって怖くなる．人間ってそんなもんや」

8日目
僕だって考えてやっている/わかってもらえないと腹が立つ
　「いまは目の前に病院以外にないから食べてないだけ．あったら食べてるよ．外食に行く時は，自転車で行くようにしている．動いた分，気持ち

食べてもいいかなって」

（Aさんなりに気をつけておられるんですね）

「食べたらあかん，って思っているから運動するねん．僕が何も考えずに無茶苦茶ばかりしていると思っているんですか?! 僕だって考えてやってますよ! 羽目を外して悪くなった時，『不養生だから悪くなるんだ』って言われると，"何にもわかっていないくせに"と思う．それまで努力している分が認められず，悪いところだけを見て言われるのが腹立つねん．僕だってやっているのに，って．そこが難しいところで，なかなかわかってもらえないですよね」

11日目
他の人より食事はすごく気をつけている/応援してくれたら嬉しい

「今の食事は足りるわけないでしょ．でもこの食事してたら体重も減るし，血糖値も下がるし……」

（これ，続けられますか？）

「僕，みんなが思ってるほど食べてないですよ! とんかつも小さいの1個でやばいと思う．全部自炊してる．他の人がつくったもの，信用できない．……外に出た時は，唐揚げやラーメンを見ないようにしたり，いったんうちに帰って，気持ちを落ち着かせてからご飯食べるようにしている．そんなん考えたことあるか？ 僕は他の人よりすごく気をつけていると思う．だけど，1週間我慢してるとな，日曜日に爆発してしまうねん．唐揚げ，チャーハン，ラーメン，一気にほしくなる」

（ちょっとずつ，毎日，は？）

「それはだめ．糖尿病の人はいつでもお腹空いてんねん」

（いまのお話では，食生活変えられそうにないですか？）

「無理やな．絶対に爆発する時がある．でも，昔よりは食べる量減ったんやで．応援してくれたら嬉しいですわ．まっ，がんばりますわ」

12日目——眼科転科日

今回の入院でも血糖値がかなり改善し，眼科に転科．

退院後のAさんは糖尿病に関しては再び他院に通院しているが，当院の他科受診時にたびたび病棟を訪れてくださっている．どうやら血糖コン

トロールがよいらしく，表情も明るくなった．この変化に興味がわき，Aさんにインタビューを申し出たところ，気持ちよく応じてくださった．以下に内容を記す．

退院半年後のAさんの語り「10年ぶりにやる気スイッチが入ったんです」

●血糖が改善した理由は？

食事を工夫している．今朝も血糖 110 mg/dL だった．朝はオクラとそば．夕食は焚き物．もやし，白菜1/4，こんにゃく．食べすぎても翌日リセットする．インスリンは半分に減って，HbA1cは8％に低下した．体重も91 kgをキープしている．血糖値がよくなると，体調がものすごくいい．本当は主食減らしてでも油物を食べたいが，いまは控えている．

●1回目の入院の時，「指導するな」って言われていましたが，どうしてでしたか？

いまだから言うけど，あの時は絶望していた．糖尿病と言われた時，心筋梗塞をした時も同じ気持ちだった．糖尿病と診断された時に「いずれ，合併症が出る」と言われていたけど，（網膜症で眼が見えなくなって）来るところまで来てしまった．もう治らない，と人生を諦めてこころが病んでいた．

●2回目の入院は自ら希望されましたね

1回目の入院の時，ここの人たちは仕事として患者と接しているわけじゃない，病気じゃなくて人をみている，ここだと何とかしてもらえるだろう，安心だ，と思った．主治医にもいろいろ教えてもらえて，血糖値もよくなり体重も減って，助かったと思った．その後，眼科に転科したら，眼が見えるようになって，手術で眼がこれだけ見れるようになるんや！と思った．2回目，ここに帰ってきて，外科病棟とは違い，スタッフ皆に自分のことを全部把握してもらえている，と安心できた．血糖も下がって，身体も楽になった．そして，不思議と，不自由だけれど「生きていこう」と思えた．いまの自分でも，何とかなるかもしれない，やれるところまでやってみようと思えた．

10年間，糖尿病と向き合わずにだらだらしていたけど，そろそろ，病気をしばいたろか，とスイッチが入った．血糖値も体重も結果がいいのは

やっぱり嬉しい．いまはいいほうに転がっているように思える．最後には，自分に勝ちたいと思っている．

　いかがだったであろうか．Ａさんのインタビュー内容からは，Ａさんはいま，ご自身なりに望ましい食事療法に取り組んでおられるように思われる．Ａさんにいったい何が起こったのか？　Ａさんと私たちの関わりをここで振り返ってみよう．

振り返り

●病棟スタッフの思いを中心に

　食事療法に関して，Ａさんはこれまでに，考えうるすべての方法をやり尽くし，そして，ほとんど挫折していた．つまり，再発を繰り返して燃え尽きに近い状況だった．食事療法を守れば体調が改善することも実感できており，食事療法を行う意義も十分理解していた．また，心筋梗塞や網膜症を立て続けに発症し，疾病の危機感も嫌というほど理解できていた．しかし，唯一の楽しみである食欲には勝てず，また，糖尿病であることのストレスから，結局は暴食に走っていた．そんなＡさんを（ご自身は準備期につけていたが），スタッフは（迷いと引き延ばしを特徴とする）熟考期と考えた．

　さらに，入院当初からスタッフ皆のこころに引っかかっていたのは，極端な食事である．平日は大量のオクラやささみ．しかし，日曜日は揚げ物を中心に吐くほど暴食する．この激しいギャップは何なのか．

　Ａさんの語りを聴くうちに，食事療法を怠ることで，「死ぬかもしれない」と思うほどの合併症が悪化することへの恐怖，きちんと食事療法を行うことで唯一の楽しみである「食欲」が奪われる恐怖，この両者の恐怖の間をジェットコースターのように行き来して「粗食」と「爆食い」を繰り返しているのではないかと感じた．何とかしなければいけないと思う気持ちと，これだけは譲れないと思う気持ちの狭間で，身動きがとれなくなっているように感じた．

　そこで，そんなＡさんへの関わりとして，私たちが心がけたことは，具体的な指導を避けて，いまの食生活をＡさん自身がどう感じどう考え

ているかを明らかにすることだった．俗世を離れた環境で，ご自身と向き合ってほしかった．

すると，ひたすらお聴きするなかで，Ａさんの語りが変化していった．

最初は極端な食生活の現状報告が主だったが，そのうち「原因は食事，食べすぎてたな」と，気付きの語りに変化し，前熟考期から熟考期に大切な「問題の意識化」を促進させていた．また，食を我慢することへの多大なストレスや，糖尿病への怒り，合併症の怖さなど，糖尿病や食事療法に関する自分の陰性感情もたくさん語られ，Ａさんは望ましい療養行動に前向きになれないご自身のこころの事情にも向き合っていかれた．と同時に，われわれもＡさんが療養行動に簡単に向かえない諸々の事情があることを深く知っていった．

心理カンファレンス以降は，スタッフは「つらいのはわかるが，それでもＡさんは本当にどうなりたいのか」を知りたいと考え，理想像などをお聴きしていった．すると，「何も考えずにやっていると思っているのか，自分だって考えてやっている！」「糖尿病が治ることが理想」と本当は何とかしたい，と思っていた自分を思い出しながら，いままでお一人で抱えてこられた思いを私たちにぶつけるようになり，糖尿病との向き合い方を考え始めたように感じられた．しかし，転科の日まで「帰ったら無理やな」と語るＡさんに「やはりいまじゃない」と皆が認識し，具体的な支援を求める日までこちらの指導は待とう，と話し合った．

●石井の変化ステージモデル(図7)[1]からＡさんの変化を振り返る

行動が変容するにはまず，考えと感情の変化が大事であり，「考え出す」ことが必須である．入院当初，再発から前熟考期〜熟考期に戻っていたＡさんは「勧められる療養を始めたくない理由」をたくさんもち，明らかに「いまじゃない」状態だった．そんな時偶然入院したのが当科病棟で，(1回目の入院時)スタッフが丁寧に話をお聴きしたことで(それしかできなかった……)，図らずもＡさんは自分と向き合う機会を得てしまった．再び硝子体出血をきたし，自暴自棄になり暴食，血糖値も悪化．「一人では食欲に勝てない」．そう考えたＡさんは当科への入院に賭けてみよう，と思ってくださったのかもしれない(「援助を求める」)．そして，自ら希望した2回目の入院で，またしても，具体的な指導のない環境で，スタッフにひた

「食事療法はいりません」と言う糖尿病歴30年の患者

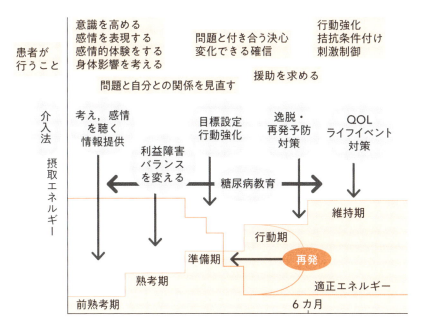

図7 多理論統合モデル（変化ステージモデル）
〔石井 均（2011）糖尿病医療学入門——こころと行動のガイドブック．医学書院，東京，p. 156より一部改変〕

すら語るなかで，Aさんはどんどんご自身と向き合っていかれた．そして見事に，「意識を高める」「感情を表現する」「感情的体験をする」を経験され，「本当は糖尿病を治したい」など「問題と自分との関係を見直し」，結果的に行動変容に至った．

ここで注目すべき点は，私たちが最初から「変化ステージを進めるために，変化プロセスをAさんに起こさせよう！」と，あらかじめ意図的に関わりを仕組んだのではない，ということである．今回のAさんの変化は，Aさんご自身が行った作業の先に生じた変化であり，私たちの指導の結果ではない．しかし，この変化をはぐくんだのは，私たちの，準備状態に応じた関わり，つまり今回は，具体的な指導をせずにお聴きする環境，だったのではないか．

もう一つ，今回のAさんの行動変容に影響した注目すべき点は，医学的な改善がもたらした希望である．薬物療法と食事療法により血糖値が低

下し体重が減少した．これが自覚症状の改善につながり，また，眼科の手術も成功し，視力が回復した．高校生の時に宣言された合併症についに侵され，不安と恐怖はいかばかりだったかと思う．インタビューでも「絶望し，人生を諦めていた」と語っていた．そこに医学的な介入による希望が訪れる．こんな劇的な経験は，そうできるものではない．この「感情的体験」も，Aさんを「何とかなるかもしれない」という気持ちにさせたに違いない．

当院の臨床心理士は「患者のお話を聴く，ということは，患者に私たちの時間をあげているということ」と表現した．これだけのAさんの語りを引き出すために，病棟のスタッフが費やした時間は計りしれない．その大事なお互いの時間のなかで，Aさんはご自分と着実に対峙し，そして，私たちとの関わりからエネルギーを得て，ご自分で前向きな力に変えていかれた．具体的な指導をするわけではなく，「いまじゃない」患者に寄り添い続けることも，患者が前に進むための支援になりうるのだと，この症例を通して私たちは実感した．

❖ おわりに

そっぽを向く患者がいたら，教科書を超えた医療学的な関わりが重要になってくるということ．「患者の行動に」ではなく，まず，「患者自身に」関心を寄せること．具体的な指導をしない時でも，患者のそばに居続けること．その後には関係性が生まれ，患者は自ら物語を語り，自分で歩んでいくエネルギーを得ていくこと．そして，結果がすぐに出なくても，私たちは希望を持ち続けて待つこと．今回の症例からこれらを学んだ．

「そっぽを向く人に手向ける」べきものは，言葉よりむしろ，「それでも，一緒にいますよ」という私たち医療者の思いや覚悟，ではないだろうか．本稿が少しでも，食事療法に苦慮する皆様方への希望になればと願う．

文献

1) 石井　均（2011）糖尿病医療学入門——こころと行動のガイドブック，医学書院，東京，p. 156

（北谷真子）

SGLT2阻害薬が行動変容の
きっかけとなった患者

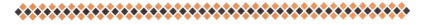

- SGLT2阻害薬は，療養行動を始める「きっかけ」の一つになりうる．
- 「きっかけ」による患者の「こころ」の変化に気付き，起こってきた行動変容を継続できるかは，周囲の人の「関わり」が大切である．

❖ はじめに

　SGLT2阻害薬が7種類目の経口血糖降下薬として2型糖尿病患者で投与可能となってから4年以上が経過している．その血糖降下効果と体重減少作用が発売前から大いに期待された半面，約70gのブドウ糖を尿中に排泄するという作用機序から患者の療養行動，特に食事療法に悪影響を与えないかという懸念もあった．糖尿病治療は，患者自身による食事療法，運動療法といった療養行動があり，患者が行動をしたうえで，その補助として薬物療法があるということが基本である．しかし患者が食事療法をする，運動療法をする，内服をする，自己注射をするといった「行動」を起こし，継続するには，患者自身の感情や気持ちといった「こころ」が大切である．医療者は患者の「行動」に直接介入するのではなく，医療者の「関わり」が患者の「こころ」を変え「行動」も変わる可能性があるということをSGLT2阻害薬を通して考えてみたい．

❖ 合併症予防,QOL 維持のための糖尿病治療

『糖尿病治療ガイド 2018-2019』[1]にもあるように,糖尿病治療の目標は健康な人と変わらない QOL を維持し,健康な人と変わらない寿命を確保することである.過程として合併症の発症予防・進行抑制があり,血糖の良好なコントロールは肥満の解消や血圧,脂質の正常化などと併せて,そのための手段の一つでしかない.

合併症予防のための血糖コントロールとして重要なことは,①早期からの介入,②低血糖を起こさないこと,③体重増加をきたさないこと,④血糖変動を小さくすること,⑤β細胞機能の維持があげられる.

また,ここでいう QOL の維持には合併症を起こさない将来の QOL だけではなく,今現在の QOL,すなわち治療によって QOL を損なわれないことが含まれていることが重要である.現在の QOL に影響する因子として,①血糖コントロール(HbA1c,空腹時・食後高血糖,血糖変動),②低血糖に加え,③体重増加が重要であることが示されている[2].

つまり,将来の QOL を維持するために合併症を起こさないための血糖コントロールをすることは,今現在の QOL を下げない治療を選択することと同じであることがわかる.

❖ SGLT2 阻害薬の実際の効果

当院で SGLT2 阻害薬の一成分であるダパグリフロジンを投与され,12 カ月経過した 2 型糖尿病患者 45 例の実臨床における HbA1c,体重への効果,その他,血圧や脂質への作用を示す.対象患者は**表 1** に示す通りである.性別に偏りはなく,比較的若年で罹病期間の短い合併症の進んでいない患者に投与されていた.12 カ月間投与された効果を**表 2** に示す.平均 HbA1c は 8.52±1.46% から 7.81±1.27% と約 0.7% の有意な低下を認めた.3 カ月目には十分に低下し,それ以降安定した低下効果を示しリバウンドは認めなかった.平均体重も 79.7±17.2 kg から 76.7±17.5 kg と約 3 kg の有意な減少を認め,やはり 12 カ月にわたって安定した状態でリバウ

表1　患者背景

n (男性/女性)	45(22/23)
年齢(歳)	52.5±12.0
罹病期間(年)	8.7±6.2
BMI	29.8±5.3
合併症(例)	
腎症 1 期	26
2 期	15
3 期	4
網膜症 NDR	37
SDR	5
pPDR	2
PDR	1
神経症あり	38
なし	7

表2　ダパグリフロジンを投与された患者の平均検査結果の推移

	0カ月	3カ月	6カ月	9カ月	12カ月	p
HbA1c(%)	8.52±1.46	7.87±1.45	7.81±1.45	7.87±1.45	7.81±1.27	<0.0001
体重(kg)	79.7±17.2	77.4±18.0	76.6±17.7	76.7±17.5	76.7±17.5	<0.0001
eGFR (mL/min/1.73 m^2)	92.7±24.2	86.2±23.7	88.8±21.7	87.9±23.7	88.3±24.7	0.1208
収縮期血圧 (mmHg)	134.2±15.2	126.0±16.0	127.5±16.2	131.3±15.3	128.6±13.1	0.0408
HDLコレステロール(mg/dL)	52.0±11.1	54.8±13.8	56.5±14.2	57.1±15.8	55.5±14.4	0.001
尿酸(mg/dL)	5.0±1.4	4.9±1.5	4.6±1.3	4.9±2.1	4.7±1.6	0.0481

対応のあるt検定：0カ月 vs 12カ月.

ンドを認めなかった．その作用機序から腎機能への影響が心配されたがeGFRについては3カ月時点で一時的に低下を認めたものの，その後回復し12カ月では有意差はなかった．その他，収縮期血圧，HDLコレステロール，尿酸なども有意な低下を示し，多面的な効果があることが示された．

　ここで重要なのは，平均HbA1cの低下は0.7%，平均体重の減少は3kgであったが，個々の症例でどうであったかということである．薬の効果は平均で示され，その薬の効果の強さとして判断されるが，実際には投与される患者によって効果は大きく変わってくる．**図8**はHbA1cと体重の変化量の相関をみたものである．まず気付くのは体重減少とHbA1c低下に

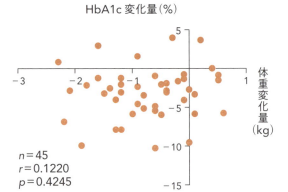

図8 ダパグリフロジン投与12カ月でのHbA1c変化量と体重変化量

相関はなく，SGLT2阻害薬投与で体重減少量が大きければHbA1cもそれに伴って低下するということではないということである．次に，先ほど示したHbA1c低下量0.7%，体重減少量3 kgの周辺にいる症例は少なく，個々の症例によってHbA1c低下量，体重減少量は大きく違うということである．なぜこのような違いが出てくるのであろうか？

❖ patient-centered care と SGLT2 阻害薬

patient-centered careということを考えた場合，いま現在の治療が患者のQOLを下げることなく，その治療を行うことで患者自身が満足しているかどうかを考えながら治療を進める必要がある．患者がいま現在の治療に満足していれば，主体的，能動的に療養(食事，運動)の工夫，服薬の継続をするようになり，自然とQOLの維持や健康な人と変わらない寿命の確保といった糖尿病治療の目標[1]は達成できるはずである．そのためにわれわれは，医療者として目の前の個々の患者に対して将来の合併症予防のための最もよい治療はもちろんわかっているが，糖尿病治療の専門家として，それを選ばなかった場合の次善の治療法をいくつかもち，提示できることが重要となる．そして，選ばれ行われた治療が患者のQOLを下げ

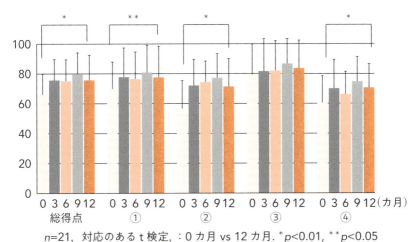

図9 DTR-QOL スコアの変化
①社会活動/日常活動の負担　②治療への負担と不安　③低血糖　④治療満足度

ていないかを繰り返し確認することが必要であろう．その方法の一つとして diabetes treatment related-QOL（DTR-QOL）アンケートが有用である[2]．以前，われわれは SGLT2 阻害薬の一種類のダパグリフロジン 5 mg を 6 カ月間投与した患者での DTR-QOL スコアの上昇を報告した[3]．その後，さらに追跡した 21 例の 12 カ月での結果を図9に示す．DTR-QOL の総得点，①社会活動/日常活動の負担，②治療への負担と不安，④治療満足度の項目において，12 カ月投与継続した時点でも有意な上昇を認めている．③低血糖の項目で有意な上昇がなかったことは，もともと低血糖を起こしたことのある患者が少なく変化がなかったものと考えられ，それにより，その他の項目の有意な上昇がさらに信頼できるものとして解釈することができる．SGLT2 阻害薬は投与することにより糖尿病治療に関してのQOL を上げることが示された．実際に，SGLT2 阻害薬投与後の患者が診察室に入ってくる時の表情が明るく変化していることが実感できる．内服薬を開始したことで治療関連 QOL が上昇するならば，アドヒアランスも自然と高まってくるはずである．

❖「きっかけ」としてのSGLT2阻害薬と医療者の「関わり」の重要性

　患者の治療継続のためには①効果，②気持ち，③行動の3要素それぞれに配慮することが必要である[4]．同時に目に見える変化（HbA1cや体重など）が患者の気持ちを変え治療モチベーションにつながり，主体的に療養行動をするようになるという行動変容サイクルが示されている．われわれは，SGLT2阻害薬が投与初日から体重が下がり（水分が抜けることによる），その目に見える効果が患者の気持ちを変え，食事療法や運動療法といった療養行動に変化をもたらすことを報告した[3]．SGLT2阻害薬は行動変容サイクルを回す「きっかけ」となりうる薬剤である．

　しかし，ここで重要なのは回り始めた行動変容サイクルを止めることなく回し続けることであり，そうすることで患者が主体的に始めた療養行動が初めて「患者のもの」になり，適切な行動が維持されるようになる．そのために必要なのが，われわれ医療者による療養支援の「関わり」である．達成可能な目標（HbA1c，体重）を患者とともに決めることや，できていることを認め称賛すること，そして糖尿病に対する気持ち，療養に対するつらさ，効果に対する喜びをよく聴いて理解し，共有し支援を続けることで，行動変容サイクルはさらに早く回るようになり，この薬に期待される以上の効果を出すことができる．

　SGLT2阻害薬は患者の療養行動を起こす「きっかけ」の一つでしかない．「きっかけ」をどのように行動変容，療養行動の継続に活かすかは療養支援をする医療者の「関わり」次第である．その「きっかけ」を個々の患者がどのように受け取ったか，そしてそれによって起こった変化（体重減少やHbA1c低下など）でどのような気持ちの変化が起こり，療養行動（食事療法，運動療法）の変化につながったかが，先ほど示した個々の患者でのHbA1c，体重の変化の違いとして表れたのであろう．そして，その時の医療者の「関わり」がたとえ個々の患者に対して同じであっても，一人ひとりの受け止め方の違いが患者の治療モチベーションや，療養行動継続に影響し，さらにその違いを大きくしたと思われる．

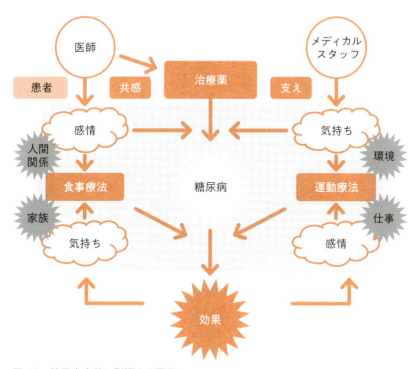

図10 糖尿病療養に影響する因子

❖ おわりに

　内服薬に限らず，注射薬も含め血糖降下薬は投与すれば全員に予想通りの効果が出るわけではない．当然，食事療法，運動療法といった療養行動がどれくらいできているか，血糖降下薬を開始することで患者自身が療養行動に変容を起こし継続できるかが効果の違いとして現れる．そして，療養行動は患者自身の気持ちや感情といった「こころ」による影響を考える必要があり，その「こころ」には，体重減少やHbA1c低下といった効果が影響するのはもちろんのこと，家族関係や社会生活における人間関係，その他，生きていくうえでのさまざまなストレス，もちろん療養行動そのもののストレスといった問題も影響する．また薬を処方する医師や療養支援などで関わるメディカルスタッフとの関係性も当然影響するであろう（**図10**）．

血糖降下薬を開始，追加する時だけでなく，患者の血糖値を改善するという目的をもった療養支援は，患者を取り巻くすべての因子を考えながら「こころ」がどう変わっていくかに注目すべきである．患者は血糖をよくするためにどうすればよいかは知っているのである．直接療養行動を変えるように介入するのではなく，「こころ」に注目して関わることで患者は主体的，能動的に自分に合った食事療法の工夫，運動療法の工夫をするようになり，自然と薬物治療のアドヒアランスは高まると考える．

文献

1) 日本糖尿病学会編・著（2018）糖尿病治療ガイド 2018-2019，文光堂，東京，p. 26
2) Ishii H（2012）Development and psychometric validation of the Diabetes Therapy-Related QOL（DTR-QOL）questionnaire. J Med Econ 15：556-563
3) 山﨑真裕，肥後直子，福井道明，ほか（2015）糖尿病医療学からみた SGLT2 阻害薬―再確認できた療養における「きっかけ」と「かかわり」の重要性．糖尿病 58：745-752
4) Ishii H, Anderson JH Jr, Yamamura A, et al（2008）Improvement of glycemic control and quality-of-life by insulin lispro therapy：Assessing benefits by ITR-QOL questionnaires. Diabetes Res Clin Pract 81：169-178

（山﨑真裕）

インスリン注射を拒否する患者

> **ここがポイント**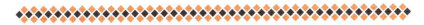
> ・人は合理的な存在ではない．
> ・待つことは，関わり続けること．

❖ はじめに

　患者がインスリン治療を拒否している時に，病態を考えると急がないといけなくても，患者の気持ちを汲んで，時間を置こうとする「待つ」対応の重要性について理解が広まっていると思います．ここでは，その「待つ」ことについて考えるのが目的です．

❖ 変化について

　はじめに，「待つ」対象である「変化」について考えてみます．糖尿病臨床での「変化」というのは，適切な食事療法，ウォーキングなどの運動療法，インスリン自己注射といった医学に則した行動をとることを指します．別の言い方をすれば，「医療の都合」に合わせることです．もちろん，患者にとって，そのような行動をとることは糖尿病合併症にならないですむというメリットがあるわけですが，ここで2つ考慮すべきことがあると思います．1つ目は，その利点がすべての患者にとって等しくよいことであるとは限らないということ，2つ目は，その利点を達成するために相当な困難を伴う場合がある，ということです．

医療におけるメリットが，すべての人にとって等しくよいことであるとは限らないのは，高血糖による合併症の進行が人によってさまざまであるという点からそういえます．また，日常生活を大幅に変えることで病気がよくなっていく物語を受け入れられるかどうか，患者本人に聞いてみないとわかりませんし，いまからまさに物語をつくり出さないといけない人もいるでしょう．

　変化のための困難さについては，たとえば，野菜をとる習慣，運動をする習慣が全くない人にとって，食事療法，運動療法を行うということは，まさにこれまでやったことのないことを実践していくので，とても困難なことになります．その変化の場面で，医療者として，伴走者として，その人の個性を生かして，その人が一番楽に，自然体で生活を変えていけるかを支援していくことが大事だと思います．

❖ 人間観について

　人を相手にする仕事をする時に，人はこういうものだという人間観をもつ場合があります．その人間観の一例ですが，人は合理的に行動がとれる，丁寧に理屈を説明すれば必ず理解してもらえる，と思っている人がいるように思うのですが，筆者にとっては，人は合理的に行動をしない，行き当たりばったりで，いい加減な存在であると考えたほうが妥当であると思っています．

　自分が24時間の間に行っている行動一つひとつは，明確な理由があるというより，その行動の意味を理解せずに「何となく」やっていることのほうが多いです．そのように，自分を含めて，何をしでかすかわからない人たちを相手にして，ある変化を生み出そうと考える時に，こちらが説明したことをそのままやってきてくれるということは相当すごい出来事だと思うし，できなくて当たり前だと思うのです．

❖ 症例

　待つことについて考えるのに先立って，症例を提示します．

症例は60代の男性．糖尿病の家族歴が濃厚で，30代はじめに2型糖尿病を発症し内服治療を受けていましたが，数年間治療を中断した時期がありました．その後当院への通院を開始され，1年前に筆者が外来主治医になった時，複数の経口血糖降下薬による治療で，HbA1cは10％前後であり，通院は2カ月間隔でした．前任の医師の申し送りでは，治療についての提案や合併症の評価のための検査の同意が困難で，血糖高値に対する投薬の追加には，本人と連れ添って来院する奥様も拒否的とのことでした．

　そのような申し送りを読んで，とんでもない患者さんだなと思いましたし，初めてお会いした時は，すごく緊張したことを覚えています．毎回夫婦で来院され，患者さんは大柄な方で，受け答えがしっかりしていながら，少し変化球でお返事をされる印象を受け，奥様は小柄でしっかりされ，診察室では控えめにしておられました．

　初めてお会いした日は，全身の身体所見や合併症の評価に重きを置きました．足のしびれや眼科受診をしていない話が出た後で，左指の虫刺されがなかなか治らないことがわかり，同日院内の皮膚科へ紹介しました．

　2カ月後の受診では，今度は左足底に皮膚潰瘍ができていることがわかり，また皮膚科を受診してもらいました．それらの診察の折に，やんわりと入院治療やインスリンの導入について提案しましたが，当然のごとく断られました．

　3回目の受診から，患者さんの人となりについて理解したくなり，日常生活の話や過去の話を聞くことにしました．退職前は，患者さんの希望で詳しくは話してもらえませんでしたが，編集のような仕事をされており，ある事情でその仕事ができなくなったと話されました．また，やりたいことができず，人生に対するいらだちがあると，淡々と語る時があり，語る内容の重さとその時の語り口のギャップに，これはなんだろうと思いました．普段の生活の話を聞くなかで，毎日近くの川に出かけていき，そこに生えている草木や水辺にやってくる水鳥を観察している話を聞くことができました．そして季節によって自然の移り変わっていく様を話す患者さんの様子が生き生きしていて，これはもっと引き出して聞こうと思う一方で，季節の移り変わりの話が患者さんの「変化」を象徴しているように感じました．これらの話と並行して，潰瘍の治療経過，糖尿病の治療や入院の

話をし，徐々に患者さんと奥様の雰囲気が柔らかくなっている印象を受けました．

そして6回目の受診で，インスリン治療の導入に同意され，グラルギンを朝1回注射することに同意されました．

その後の診察で印象的な言葉を語られることがありました．一つは，「お前は悪い，お前は悪いといったら，悪くなってくる．先生と会うと，気分が悪くなる先生とよくなる先生がいる．まあ，その代わり，言いたい放題言っているけどね」．こう言われて，この人は言葉のもつ力について，よくわかっている人なのだと思い，ハッとさせられました．もう一つは，「鳥も変わり，草木も変わり，雲が変わってきた，風も変わってきた，能力も廃れていくもの」と語った時があり，自然の移り変わりと，自分の内面の変化を重ね合わせて表現されており，糖尿病の治療も含めた環境と自分の内面が，つながって動いているように思われました．

◆ 待つことについて

最後に，「待つ」ことについて考察します．心理療法において「待つ」ということはごく当たり前のことで，「待つ」ことが心理療法のなかであらためて語られることは少ないと思います．それは，心理療法の特徴によるからでしょう．ここでは，心理療法の目的が，クライエントの個性に合わせながら，自己実現のお手伝いをするということであるならば，クライエントの言葉，動きを見て，それに連動してこちらが動くわけですから，その一つひとつの対応に「待つ」ことが含まれていますし，大きな流れでみてみると，クライエントが自ら一歩踏み出すことを待っていますので，心理療法自体に「待つ」行為が含まれているといえるかもしれません．聴く側としては，クライエントに何かを要求することはなく，相手が踏み出しやすいよう気を配るだけです．

糖尿病臨床における変化は，療養行動という既定路線に乗せることであり，そこに患者の個性はありません．だから，ただ機械的に作業を行えば，ネガティブな反応が返ってくる場合があるのは当たり前です．患者の個性や自己実現に配慮しながら，療養行動を支援していくことが，「待つ」

ことの大きな意味だと思います.

　医療がもっとゆったりしていた時代は,「待つ」雰囲気がその現場に存在し,そのゆったりした時間のなかで,患者の気持ちの動きに合わせて医療が連動していたと思います.現在の,効率化・細分化・標準化された医療のなかで,「個別化」した医療さえも,患者を待つためのものではなく,さっさと効率よく医療を行うための便宜上の手段と思えてきます.

　そのような現状のなかで,糖尿病医療学が担う役割は大きいと思います.日本糖尿病医療学学会で「待つ」というテーマについて考えるうちに,変化を待つ時にできることというのは,医学の視点とは別に,人として患者と関わり続けること,と思い至りました.

◆ おわりに

　米国糖尿病学会が発表した2017年の糖尿病の標準治療指針で,心理社会的ケアについての記載が大幅に追加されました.心理社会的因子の評価法とそれをどう医療システムに組み込むかが主な内容ですが,これらが,まさに変化を待つ時にできることだといえます.

　ただ,どう関わるかについてのノウハウについてはあまり触れられていないところが残念です.日本の糖尿病臨床に関わる者として,日本独自の糖尿病心理社会的ケアが発展していくといいなと思っています.

〔森田千尋〕

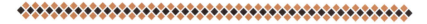

自己管理できない患者
―― セルフケアツール利用の落とし穴

ここが
ポイント

- なぜ測るのか，その結果をどう利用するのか，そのココロを教えてほしい．

　糖尿病の外来診療を行っていく時に，自己管理のツールを上手に使っていくことが求められる．たとえば体重測定，血圧測定，歩数計の利用，そして最も重要な情報を得ることができるのが血糖自己測定（SMBG）である．ところがこの自己管理のツールが必ずしも上手に使えていない場合がある．そのことについて考えてみたい．

❖ 体重測定

【症例】

　最近，隣県から一人の糖尿病患者さんが紹介されてきた．まず病歴や生活背景，家族のこと，体調などを聞いていった．その時「体重は何キロですか？」と訊ねると，あたりをキョロキョロ見回している．「どうしました？」「あの，体重計はどこですか？」と聞いてきた．「自宅で体重を測ってないのですか？」「いや測っていますけど，ここで体重計に乗らなくていいのですか？」と聞いてくる．「いえ，あなたがお家で測っているならそれを教えていただけますか？」「65.8 kgですけど……」．カルテに記載していると「私は体重計に乗らなくていいのですか？ いままでの病院では診察室に入ると，主治医の見ている前で体重計に乗って測ることになっ

ていたので，私が体重計に乗っていると先生と目が合っちゃうんです．ちょっと増えた時なんか『ほーらね』って顔をされるんです．ここではそうしなくていいんですか？」「もちろんです．あなたが測っているんですもの」「だって嘘を言うかもしれないじゃないですか．先生はそれを信じるんですか」「信じますよ」．

　「へーえ，そんな病院もあるんだ」とつぶやいたが，なにやら嬉しそうだった．

　体重くらいは誰でも測っていると思うかもしれないが，太っている人ほど目を背ける傾向にある．まさに体重計をまたいでいる．体重は食べたり，運動したり，排泄したりという，一日のINとOUTの結果だ．まず一日の自己管理はそこから始まる．体重の1〜2kgの増減でも血糖に影響している．これだけでも，血糖がよくなったか悪くなったか予測ができるほどだ．毎日の微妙な体重変化を読み取ることが大切なので，デジタル表示の体重計のほうがいい．まずデジタル体重計を買って乗って，記録するところから始めてもらおう．

◆ 血圧測定

　血圧測定は，いまや在宅での自己測定が当たり前の時代になってきた．病院や診療所に来ると血圧が驚くほど上昇してしまうこともある．その数字を見て降圧薬を強化すると，下がりすぎる場合もある．住み慣れた自宅で深呼吸してから静かに血圧を測る，これが血圧測定の極意．できれば朝だけでなく，日中や寝る前なども測定し血圧手帳に記録してほしい．さらにその変化をグラフにすると，もっとよくわかる．高血圧の治療目的だけでなく，腎症の予防にも役立つ．時に手首で測る血圧計を使っている人もいるが不正確なので，腕に巻いて測る血圧計の購入を紹介してほしい．

◆ 歩数計測

　歩数計も，持っているのに使っていないという人が案外多い．最初は付

けていたけど着替えるたびに付け直すのが面倒で，結局引き出しにしまいこんでいて，いざ出してみたら電池が切れていた，なんて経験は，ひょっとしたらあなたにもあるかもしれない．歩数計は付けてこそナンボ（何歩？）．それを記録して，体重や血糖値の変化などとの関連を意識することによって，運動の効果が実感できるようになる．「運動したら血糖値も下がるんだ」というポジティブシンキングにつなげるようにすることが効果的である．

❖ 血糖自己測定（SMBG）

　自己管理ツールのなかで最も重要なのが SMBG である．上手に利用すればきわめて有用なはずなのに，残念ながらうまく利用できていない人も少なくない．いったいどこに問題があるのだろうか．

　まず測定のタイミングについてだが，実にいろいろなパターンがある．たとえばほぼ連日朝だけ測っている人（**表 3**），あるいは朝と寝る前だけ測っている人（**表 4**）が結構多い．「一日の出だしが気になるから」とか「寝る前に血糖値が低いと，夜中に低血糖になるんじゃないかと心配だから」という理由だ．きっとどこかで低血糖になったことがあるに違いない．なかには時々朝だけ，たまに夕だけ測ってくる人，ふと思い出した時だけに測っている人もいる．データが少ないと血糖コントロールには役立たない．こんな人にはどこを測ってくるべきか記録ノートに○をつけて指示してあげることが有効である（**表 5**）．毎日でなくてよいからある日は朝と朝食後，また別の日に昼と昼食後，数日後に夕食前後などの食前と食後のペアで測ることの重要性を教えてあげると，回数が少なくても血糖変化の傾向がわかり薬の調整に役立つ．

　一方で，あまり測ってこない人もいる．診察の時，血糖記録ノートを持って来ず「だいたい 120 くらいかな，たまには 200 になる時もあるけど」などと申告してくれるのだが，果たして信じてよいものか．測らないのは痛いからとか，面倒だからという人も多いのだが，こんな答えもあった．「私，三日坊主なんです．前は測ったりしたけど書くのを忘れちゃうんですよ．後で書こうとするといつだったか忘れてしまって．そうすると，も

自己管理できない患者

表3 毎日朝だけ測定

月/日	時間	血圧	脈拍	血糖値
5/19	6:00	117/83	72	178
/20	6:40	127/85	69	168
/21	6:10	119/76	74	168
/22	6:00	123/83	77	164
/23	6:00	118/83	81	162
/24	5:50	131/83	68	176
/25	6:00	130/81	69	172
/26	6:20	112/78	73	166
/27	6:10	139/82	75	174
/28	6:00	126/78	73	164
/29	6:30	124/78	70	172
/30	5:50	134/84	78	162
/31	6:40	123/86	77	174
6/1	5:50	138/84	67	168
/2	6:00	135/82	72	168
/3	6:30	141/87	69	178
/4	6:00	114/72	75	162
/5	5:50	132/86	75	174
/6	5:40	136/81	69	178
/7	6:10	123/79	74	166
/8	6:20	149/92	64	170
/9	6:50	106/73	72	168
/10	6:10	121/83	71	164

表4 朝と眠前の測定

	朝前	後	昼前	後	夕前	後	寝前	食事・運動・低血糖など
1	90							
2							171	
3	99							
4							179	
5	95							
6							168	
7	90							
8							172	
9	101							
10							169	
11	91							
12							177	
13	89							
14							178	
15	93							
16							162	

表5 血糖測定時間の例

	朝前	後	昼前	後	夕前	後	寝前	食事・運動・低血糖など
17	○	○						
18								
19								
20			○	○				
21								
22								
23					○	○		
24								
25								
26							○	
27	○							
28								
29								
30	○	○						
31								

ういいかなと思って．だからやめちゃったんです」．なるほど，そういう人もいるのか．「この器械にはメモリー機能があって測定結果が残っているよ」と伝えると「なーんだ．そうなのか．じゃ記録しなくてもいいのね」

表6 1日3回測定しているのだが……

	朝前	後	昼前	後	夕前	後	寝前	食事・運動・低血糖など
1	102		98		120			
2	105		99		125			
3	98		101		118			
4	102		97		110			
5	106		103		120			
6	99		105		110			
7	100		110		105			
8	105		108		108			
9	98		99		99			
10	102		100		102			
11	103		102		105			
12	105		103		110			
13	108		110		106			
14	99		98		99			
15	100		110		112			
16	101		105		106			

と，そうじゃなくて，記録して考えることに意味があるのだが，せめて器械を持ってきてほしい．

　時に不思議なノートを見せられることがある．ノートにはびっしりと毎日4～6回測っている数字が並んでいる．見るだけでも大変だ．「大変だったね，ごくろうさん．今日は試験紙何枚出そうか？」と聞くと「いえ，今日はいいです」．カルテを調べるともう半年以上も処方されていない．「前のものがまだあります」「親戚のおじさんからもらったから」などという答えが返ってくることもある．そんなにたくさん余っていたのか？　本当に毎日測っているのかと心配になる．

　最も困るのが表6のようなノートだ．毎日同じような数字が並んでいる．朝なら102-105-98-102-106，昼は98-99-101-97-103，夕方は120-125-118-110-120．うーん見事だ，非の打ち所がない．しかし，検査室から返ってきたHbA1cが9％以上もある．ひょっとして検体違いか？　それとも，食後の血糖がずいぶん高いのか？　はたまた異常ヘモグロビン症か？　などと考えて，免疫法のHbA1cやGA（グリコアルブミン）を測定してみたりするのだが，やはりSMBGの記録と乖離している．こんな時が

一番困る．どうも怪しい，この数字を信用していいのか？　という疑念が湧いてくる．

　これが実は一番大きな問題で，いわゆる虚偽申告である．このことには多くの臨床医が診療の現場で悩んできたことだと思う．一生懸命に測ってきたはずの人に向かって「これ，嘘でしょ！」とはなかなか言えない．しかもその疑問をどう解決していくか，なかなか難しい．しかたないので，からめ手で攻めてみる．「うーん，おかしいな．こんな血糖ならもう少しHbA1cはいいと思うんだけど」と聞いてみるのだが，「いえ，いつもこんな数字ですけど」といなされてしまう．しかたないので，「測定器が壊れたかもしれないので，次回点検してみよう」といって血糖測定器を持参してきてもらう．内部のメモリーと照合してみると「ない！」．書いてあるはずの数字がない，あるいは別の数字が出てくる．SMBGなら120なのに，メモリーでみると320だったりする．どうしてだろう？　そして250-301-366なんて数字が続く．本人に聞くと「いや，そんな300なんて数字は見たことがない．おかしいですね」という言葉が返ってくる．お互い，嫌な汗をかきながら膠着状態になって，微妙な空気が漂っている．

　私たちにしてみれば，SMBGはとても便利な器械なのだが，患者にとってはそうでもないのかもしれない．もっとコントロールをよくしてあげたい，一日のなかでどこの血糖が高いのか低いのか，どうしたら下げられるのかを考えているのだが，ひょっとするといつのまにか学校の先生のような気持ちになっているのかもしれない．「どうして高いの？　食べたんじゃない？　どうすれば下げられる？」なんて問いつめてしまう．本人はなんだかいつも監視されているような気分になるのかもしれない．

　ある人に「血糖値を測って，もし350だったらどんな気分？」と聞いてみた．「自分だったら嫌だな．ちょっと食べても上がるんだ．そう器械が『ほーら，さっき食べたじゃないか』と言っているようで，思わずガックリ．だから測りたくなくなっちゃう．食べたら絶対上がるもの．350なんか書きたくない．ちょっとサバ読んじゃうこともあるかも．子どもの頃に30点のテストは隠したもんな」．そう，誰だって悪いのはみせたくないし，いい子でいたいのは当たり前のことかもしれない．だからつい別の数字を書いてしまう，350とでたら150と書いてしまう，あるいは測ってい

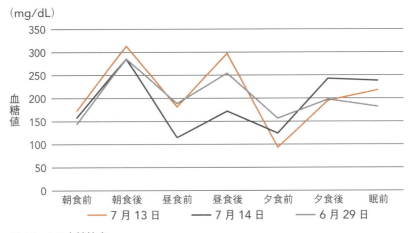

図11　1日血糖検査

ないのに適当にいい数字で空欄を埋めてしまう時もあるだろう．

　さてこんな場合，患者をしかりつけても恨みを買うだけで事態は好転しない．そんな時はデータが嘘か本当かなどを詮索せず，「この器械壊れているかも，古くなったし．新しいのに変えましょう．これはいいですよ．測った数値を記憶しているし……」などと説明しながら変更してあげると，案外素直に仕切り直しになったりする場合がある．ぜひお試しあれ！

　SMBGを導入した時に測り方を教えるだけでなく，なぜ測るのか，その結果をどう利用していくのか，そのココロを教えていくようにしたい．

　最近は1日7回血糖を測定して血糖パターンを見ることによって，食事や運動の影響を理解し，薬の使い方を変更するなど，積極的にSMBGを利用していく方法が提唱されている(アキュチェック® 360° view，アキュチェック® 2days view，e-SMBG® チャレンジ48！)(**図11**)．さらに最近ではCGM(continuous glucose monitoring)やFGM(flash glucose monitoring)などで1日24時間の血糖変動をリアルタイムで観察できるようになった．しかしまだどこでもこの器械を自由に利用できるわけでもない．やはりSMBGは簡単にどこでも利用できる便利なツールであり，よりよい血糖コントロール，さらには明日の人生を創り出すためのすばらしい技術であ

ることを指導してほしい.

(八幡和明)

他科へのコンサルテーションを拒む患者

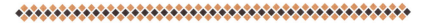

ここがポイント
- 患者に勧めることはできるが,させることはできない.
- 患者の気持ちや行動は変わる.
- コンサルテーションには医師同志の関係性が重要.

❖ はじめに

　糖尿病の治療において私が理想と思う筋書きは,患者が糖尿病をもちながらも,加齢による機能低下以上に生活の質を落とすことのないような,人生を送れるようにサポートすることである.

　しかし,実際には難しいことである.糖尿病の3大合併症をはじめとして動脈硬化や固形癌など,糖尿病をもつことで発症頻度が増す疾患はたくさんある.これらの疾患を念頭に置きながら,日常診療を行っている.定期的にスクリーニングを必要とする眼科受診,腎症が進行してきた時の腎臓内科へのコンサルト,足病変に対する外科や整形外科へのコンサルトなど,他科との併診が必要となることはしばしばある.

　ここでは,他科受診を勧めるが受診につながらない症例について検討したい.

　本論に入る前に,明確にしておかなければならないことが2つある.1つ目は,私たちは患者に勧めることはできるが,させることはできないということ.慢性疾患の治療行動はあくまでも本人の課題である.2つ目は,治療者と患者の関係性で患者の気持ちや行動が変わるということ.こ

の2つは矛盾することのように聞こえるが，どちらも事実である．

❖ 症例提示

【症例A】

　57歳，男性．農業に従事，2型糖尿病で通院4年目．
　内服薬で治療中であるが，HbA1cが8.4%とコントロール不良状態であった．網膜症の評価のため定期的な眼科受診を勧めているが，初診時に一回だけ眼科受診をしたきりであった．繰り返し眼科受診を促すも，「大丈夫」と答えるのみであった．先月の予約日には，Aさんの都合が悪く受診ができないと，奥さんが代わりに薬をもらいに来院した．Aさんには眼科受診が必要であることを奥さんに説明したところ，初めて眼科受診した日の帰りは散瞳したため，タクシーに乗ることとなり高くついたと文句を言っていたことや，ブルーベリーのサプリメントを飲んでいるので目は心配ないと言ってることを奥さんから聞いた．奥さんには，糖尿病網膜症は定期フォローが必要なこと，眼科には一緒に来院して帰りの運転をしてほしい，とお願いした．

　Aさんは初診時に私から脅かされた網膜症の合併を心配して，その日のうちに眼科を受診していた．幸いなことに網膜症は認めなかったが，Aさんにとっては脅かされたうえに異常なしで，帰りにはタクシーで帰るはめになってしまった．結局，眼科受診をすることに対してネガティブなイメージを植えつけてしまった．さらに，サプリメントに対する過剰な期待もその後の受診行動に影響したと考えられる．診察時に本人ではなく家族が来院された時は，医療者にみせていない患者の素顔や治療に対する考えを知りうる大切な機会である．また，家族と関係性を築くことで，患者に対する強力な治療同盟をつくることができる．

【症例B】

　66歳，男性．元建設業社長．発症18年目の2型糖尿病．

BOT療法を実施するもHbA1cが9%前後とコントロールに難渋していた．仕事最優先で取引先との会食も多かった．眼科は定期的に通院していたが増殖性網膜症から続発性緑内障も発症し，視力障害が進行し光覚弁となった．仕事は継続できずに，息子さんに引き継ぎされる．2年前の定期検査で白血球増多を認め血液内科へ紹介したところ，慢性骨髄性白血病と診断されBさんと家族に告知される．それ以後は再三の説得にも応じず，血液内科への通院を拒否している．

　視力が低下してからは，糖尿病内科の診察には奥さんに手を引かれ，娘さんの運転で来院するようになる．血液内科の担当医からは「治療をするとよくなる」と言われている．私からも治療を勧めたが，全く取り合わない．奥さんも娘さんも口を挟まず，私とBさんのやり取りを聞いているだけであった．Bさんは「眼が見えないので，新たな治療を受ける意欲はない．夢も希望もないから」と答えるだけであった．「夢も希望もない」と言うが，インスリンはBさんが自分で打って，血糖測定は穿刺まで自分でやって，測定からノートへの記録までは奥さんにしてもらっていた．糖尿病内科の診察は欠かさず，毎月来院していた．私は，Bさんが視力低下で治療動機を見出せず，血液疾患を放置することで自らを葬りたいという死の欲動と，捉えていた．しかし，それならばなぜ糖尿病の治療を継続しているのだろうか．インスリン注射や血糖測定などの明らかに手間のかかる治療を続けるのだろうか．診察では，血糖記録ノートを見ながらBさんに血糖値の変化を尋ね，ここ1カ月の出来事や治療する気持ちを確認しながら，Bさんとの関係を紡いでいるところである．

【症例C】
　72歳，男性．無職．
　4カ月前に通院している内科医院が閉鎖したため紹介される．
　統合失調症で精神科フォロー中でもあった．前医の治療薬はそのままで，多量に飲んでいたソフトドリンクを減らすように勧めることで，HbA1cが9.6%から7.4%まで改善していた．Cさんには初診時から眼科受診を勧めていたが，取り合われずであった．

本稿を執筆するにあたって患者アンケートを実施した．眼科受診の必要性についての問いにCさんは，「眼に症状がないので受診する意味がわからない」と回答していた．初診時から毎回説明していたのに理解されていなかった．精神疾患の病状もあるかもしれないが，ソフトドリンクを減らすことには同意して実行され改善していたので，合併症に網膜症があることや眼科受診が必要なことも理解していると考えたが，そうではなかった．家族に説明して強制的に連れて行ってもらうことも必要なケースである．

【症例D】

26歳女性．発症20年目の1型糖尿病．

腎症4期で浮腫も強くなり，腎臓内科への受診を勧めるも全く取り合わずであった．

食事も嘔気であまり食べない，と母も心配して同伴した．Dさんは予想外に低血糖や高血糖を繰り返す不安定状態の1型糖尿病で，インスリン持続皮下注射療法を実施していた．ポンプの管理も含めて糖尿病の自己管理がうまくできずに，HbA1cは10%以上の高値が続いていた．お母さんには，Dさんを毎日病院に連れてくるようにお願いした．

それからは母に連れられてDさんは毎日来院し，私やスタッフを相手に，「透析などしない」と怒りながら糖尿病や治療に対する不満を訴えて，1～2時間待合室で過ごして帰ることが数日続いた．Dさんの浮腫は日増しに悪化し，呼吸苦も訴えだした．それでも毎日，母に連れられてDさんはやってきて不満を訴えた．1週間経った頃には呼吸も荒く声もかすれていたが，なんで自分が糖尿病にならないといけなかったのか，インスリンが嫌であることなど，不満をぶちまけた後に，「先生，もうやるわ」と言って泣き出した．SaO_2は90%を切っていた．胸部X線では明らかな肺水腫の状態だった．その場で静脈を確保して，血液浄化部へコンサルトし透析が開始となった．

Dさんが透析導入を拒否していた根本には，1型糖尿病そのものを受け入れられずに20年も経過してきたことが考えられた．糖尿病を受容することに対して前熟考期の心理的状態である．インスリンポンプ療法という

表7　他科受診につながらない状況の分類

1. 受診の必要性が正しく理解されていない場合

2. 受診の必要性は理解しているが受診できない場合
    1) 時間的制約
    2) 場所的制約
    3) 経済的制約
    4) 治療に伴う苦痛

3. 嫌悪・拒否している場合

4. 治療意欲がない場合

手技はマスターしているものの，デートの時には抜針して高血糖昏睡で救急搬送されたり，カロリーの少ない食事なのに多めのボーラスを入れて低血糖を起こしたり，と自己破壊的な行為が，1型糖尿病に対するDさんの思いであったのだろう．

透析拒否に対して，とにかく毎日私やスタッフと顔を合わせて，生死を分けるぎりぎりの状態で，話を聞いてもらうことで受容のステップを踏み出すことができたのではないか．透析を導入して数年後にDさんは膵腎同時移植を受けて，さらに数年後に子どもも授かった．

❖ 受診行動につなげるためのヒント

他科受診につながらない場合を**表7**に分類した．**1.** の場合には，他科受診が必要な理由を患者が理解できるまで根気よく説明すればよい．言語的に理解が難しい人には文字や図示したり，患者の見ている前で書いて（描いて），その紙を手渡す．**症例C**のような精神疾患が理解力に影響していると考えられる場合には，家族などキーパーソンに協力を求める．

2. の場合には，障害となっている制約を回避できないか，患者と相談する．基本的には受診するための必要性は理解している状態である．行動変容の変化ステージでいう準備期である．具体的な制約を克服する方法を相談することがミッションである．周辺の医療機関の情報に精通しているMSWの協力があれば効果的であろう．**症例A**では眼科初診時の散瞳で予定外の出費となったことがその後の他科受診への抵抗の一つとなってし

まった．事前に散瞳時の交通手段を説明しておけば，奥さんが送迎できる時に眼科受診が設定できたかもしれない．

3. の場合には，マニュアル的な対応は逆効果である．個々の患者の背景を考慮しながら対応を考えることになる．

4. の場合には，**症例 B** のように，とにかく患者とつながりながら治療動機が見つかるまで待つことが大切である．

❖ おわりに

眼科受診に関して当クリニックに通院している患者にアンケートを実施した．どのような眼科なら受診するかに対して，以前かかったことのある眼科が 34.0%，担当医が「この先生がよい」と勧める眼科医が 29.7%，クリニックから近い眼科には 29.7%，評判のよい眼科には 14.9% であった．一度でも受診したことがあるとかかりやすいのは当然であろう．初めて眼科にかかる場合には，評判がよい眼科より，糖尿病を診ている担当医が勧める眼科医，つまり，担当医が個人的に知っている眼科医で，かつ，その眼科医の診療技術を評価していることが，患者を安心させると考えられる．

医師同志が尊敬の念をお互いにもった関係性ならば，患者も安心してその関係性の輪のなかに入れる可能性が生まれる．特に治療が難しい**表 7-3**．**4.** のケースには，医療者が皆同じ考えをもって患者の居場所を提供できる枠組みがつくれるか，が決め手になるであろう．

文中に登場した A～D の患者様には症例として報告させていただくことに同意していただき，深謝いたします．

〔山本壽一〕

透析導入で「どうしたらいいかわからない」と挫折する患者

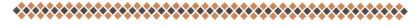

> **ここがポイント**
> - 糖尿病透析患者の特徴的な心理は，強い喪失体験と自己評価の低下である．
> - 心理的ケアで重要なことは，①丁寧な身体的治療とケア，②傾聴と理解，③共同決定の重視である．

❖ はじめに

　糖尿病患者には高い頻度でさまざまな心理的問題や精神症状が生じる[1]．また，重症合併症が起こると，患者の心理は大きく変化する．ここでは，主に糖尿病透析患者について，心理の特徴とすべての医療者が行う心理的ケアについて述べる．これらの心理の特徴と心理的ケアは，その他の重症合併症をもつ糖尿病患者にもおおむね共通である．

❖ 糖尿病透析患者の心理

　糖尿病透析患者と重症合併症のない糖尿病患者の心理を比較した研究は少ない．したがって，明確な所見とはいえないが，糖尿病透析患者の心理の特徴として，次の2つをあげることができると思われる．

強い喪失体験

　糖尿病透析患者はさまざまな喪失を経験する（**表8**）[2]．すなわち，糖尿

表8 透析患者の心理社会的ストレス因子とこれに関係する心理

- 健康の喪失
- 健康によって支えられていた自信の喪失
- 透析と透析セルフケアの苦痛，負担
- それまでの生活の変更：社会的役割や家族関係の変化など
- 合併症の恐怖，苦痛
- 透析を生涯続けなければならないこと

透析患者全体に関するこれまでの日本の記述的研究をまとめて作成した．
〔堀川直史(2017)透析患者のメンタルヘルス．臨床透析 33：85-91 より一部改変して引用〕

病腎症の進行および透析開始とともに，倦怠感などそれまでにはなかった身体的自覚症状が生じる．健康度が低下するばかりではなく，透析の負担も加わって，生活の制約が拡大し，それまでの社会的役割を果たすことが難しくなり，家族関係に変化が生じることもある．これらはいずれも強い喪失体験となる．

特に透析導入期では，喪失に対する急性の心理的反応として，強い衝撃や悲嘆が生じることがある．維持透析期に至っても，特に社会的役割の縮小や家族関係の変化などに適応することが困難で，透析を含む新しい生活やそのなかで自分が生きる意味などを再構築することができず，抑うつなどの精神症状や問題行動(生活全般における投げやりな態度，薬物乱用やギャンブル依存など)が続く患者もいる．

自己評価の低下

多くの糖尿病患者は，セルフケアを重要と考え，自己コントロールしようとしている[3]．しかし，糖尿病のセルフケアは基本的な欲求を抑制し，生活にも大きな影響を与える行動の変更であり，適切なセルフケアを続けることは非常に難しい．セルフケアの試行とその挫折を繰り返す患者も多い．このような時に合併症が生じると，患者は自分を責め[3]，自己評価も低下する．このような挫折体験を繰り返すことによって生じる自己評価の低下は「学習性無力(learned helplessness)」[4] の一部を構成する重要な心理である．

表9 すべての患者に行う基本的な心理的ケア

①丁寧な身体的治療とケア
・できるだけよい身体的状態をつくり，維持する
・患者の身体的な自覚症状をできるだけ緩和する
・一つひとつのケアを丁寧に行う
②協力的な治療関係をつくるための「話の聞き方」：「傾聴と理解」
③「共同決定」の重視

〔堀川直史（2017）腎不全（特に透析）患者に見られる精神症状とその治療的アプローチ．臨床精神薬理 20：413-419 より一部改変して引用〕

この時に虚勢を張る患者もいる．たとえば，「怖いことは何もない．覚悟はできている」などと言って透析をキャンセルする患者，透析医療者に高圧的な態度をとり，さまざまな要求と指図を繰り返す患者などである．

❖ 心理的ケア

基本的な心理的ケア

以上のような心理が目立つ患者でも，まず行うことは基本的な心理的ケアである．これはすべての患者に行う心理的ケアであり，日常臨床における患者への接し方の工夫ということもできる．また，糖尿病と透析はチーム医療であり，心理的ケアも，すべての医療者によるチームとしての関わりが不可欠である．このような基本的な心理的ケアを表9にまとめた[5]．

●丁寧な身体的治療とケア

日常行っている身体的な治療とケアを丁寧に行うことが，そのまま重要な心理的ケアになる（表9の①）．医療者がこれをよく理解して患者に接することは非常に重要である．身体的な状態がよくなれば，それに伴って患者の心理も良好になる．また，丁寧な身体的治療とケアによって，少なくとも一部の患者は，自分が医療者に尊重されていると感じることもできる．

●協力的な治療関係をつくるための「話の聞き方」

丁寧な身体的治療とケアとならんで重要なことが，協力的な治療関係を

患者の気持ちは患者にしかわからない．医療者が患者の気持ちになることはできない
↓
医療者ができること
・患者の言いたいことを聞く
・「理解しようと思って聞く」：「傾聴」
・「できるだけそのまま理解する」
・患者も自分の気持ちの一部が通じたと感じる
・（医療者の感情が動く時もある：共感）

→ 協力的な治療関係の形成

↓
（必要により，苦痛や具体的問題とその対策を相談する）

図12　協力的な治療関係をつくるための「話の聞き方」
〔堀川直史（2017）肥満症の心理的ケア．診断と治療 105：365-369 より一部改変して引用〕

つくるための「話の聞き方」である（**表9**の②）．

　患者の気持ちは患者にしかわからない．医療者が患者の気持ちになることはできない．これは当たり前のことだが，つい忘れてしまうことがある．患者の気持ちを察したつもりになって，表面的な関わりにとどまってしまったり，患者のニーズとは異なることをしてしまったりすることも稀ではない．

　患者の気持ちは患者にしかわからない．これをもう一度思い起こし，患者の話を丁寧に聞くことが重要である．その方法を**図12**[6]に示した．

　図12のなかで特に重要なことは，ただ話を聞くのではなく，患者の言いたいこと，たとえば症状や病気の苦痛，さまざまな心配などを「理解しようと思って」聞くことである．これが「傾聴」である．はじめは患者が何を言いたいのかわからなくても，このようにして話を聞いているうちに，「なるほど……この人はこういうことが言いたかったのか」とだんだんに「理解する」ことができるようになる．この時には患者も，自分の気持ちの少なくとも一部が医療者に通じたと感じることが多い．なかには，「先生，わかった？」と質問する人もいる．このような「傾聴と理解」を繰り返すことによって協力的な治療関係が生まれていく．そして，このような協力的な治療関係をつくり，保つことによって，患者の喪失体験に伴う心理，たとえば抑うつ気分や不安・心配が改善し，低下した自己評価も回復していくことが多い．

患者の話を聞く時に，どう返事をしようかと医療者が考えることはむしろ邪魔になる．返事を考えながら話を聞くと，相手の言葉に集中できない．患者の話が理解できた時は「なるほど……」などといい，わからなかった時は，率直に「そこがよくわからなかったので，説明してください」などと質問するとよい．

● 「共同決定」の重視とペイシェント・エンパワーメント

　糖尿病も透析も患者のセルフケアが治療成否の鍵を握る．医療者だけががんばっても，患者がその気にならなければセルフケアレベルは上がらない．また，セルフケアの実行は非常に困難な課題であり，患者が単独で適切なセルフケアを行うことも難しい．したがって，医療者と患者が話し合い，具体的で実行可能な目標を決めていくという「共同決定」(shared decision-making．ここでは共同決定と訳したが定訳はない)（**表9**の③）がとりわけ重要になる．そして，このような共同決定を円滑に進めるための考え方と方法がペイシェント・エンパワーメント[7]である．

　ペイシェント・エンパワーメントは，糖尿病患者でセルフケアに関する患者の自己効力感（やればできると思うこと）を高め，セルフケアレベルを上げ，それによって血糖コントロールが改善することがおおむね確認されている[8]．さらに，患者の全般的な自己評価が上昇することも知られている[9]．

衝撃が特に強い時の急性期対応

　主に透析導入期であるが，強い衝撃が生じることがある．患者は「どうしていいかわからない」と言い，十分な対話が成立しなくなることもある．
　この時に臨床でしばしばいわれることが，患者を「見守る」ということである．見守るといっても実際にどのようなことをするのかはよくわからない．おそらく，丁寧な身体的治療とケアに重点を置いて常にも増して慎重に行うこと，無理に話をさせず，特に対処方略の決定を急がせないことなどが，この時に行うべきことであろう．
　衝撃の時期がどのくらい続くのかがわかると，心理的ケアの時間的目安となり有用である．がん患者についてであるが，bad news を伝えられた後適応に達するまでの時間は平均2週間であると報告されている[10]．

文献

1) 堀川直史,五十嵐友里(2015)糖尿病患者における精神障害——理解,治療とケア.プラクティス 32:300-308
2) 堀川直史(2017)透析患者のメンタルヘルス.臨床透析 33:85-91
3) Li J, Drury V, Taylor B(2014)A systematic review of the experience of older women living and coping with type 2 diabetes. Int J Nurs Pract 20:126-134
4) Peterson C, Maier SF, Seligman MEP(1995)Learned Helplessness A Theory for the Age of Personal Control, Oxford University Press, New York〔津田 彰監訳(2000)学習性無力感 パーソナル・コントロールの時代をひらく理論,二瓶社,東京〕
5) 堀川直史(2017)腎不全(特に透析)患者に見られる精神症状とその治療的アプローチ.臨床精神薬理 20:413-419
6) 堀川直史(2017)肥満症の心理的ケア.診断と治療 105:365-369
7) Anderson BJ, Rubin RR(1996)Practical Psychology for Diabetes Clinicians. American Diabetes Association, San Diego〔中尾一和,石井 均監訳(1997)糖尿病診療のための臨床心理ガイド,メジカルビュー社,東京〕
8) Kuo CC, Lin CC, Tsai FM(2014)Effectiveness of empowerment-based self-management interventions on patients with chronic metabolic diseases:a systematic review and meta-analysis. Worldviews Evid Based Nurs 11:301-315
9) Aujoulat I, d'Hoore W, Deccache A(2007)Patient empowerment in theory and practice:polysemy or cacophony? Patient Educ Couns 66:13-20
10) Massie MJ. Holland JC(1990)Overview of normal reactions and prevalence of psychiatric disorders. Handbook of Psychooncology, In:Holland JC, Rowland JH(eds.), Oxford University Press, New York, pp. 273-282〔今井皓才,万代愼逸訳(1993)正常反応と精神障害.サイコオンコロジー第2巻,河野博臣,濃沼信夫,神代尚芳監訳,メディサイエンス社,東京,pp. 3-11〕

(堀川直史)

1型糖尿病の女子中学生

> **ここがポイント**
> - 糖尿病は子どもたちにとって現実感がない病気である．
> - 子どもでも糖尿病に対するこころの問題をもち，それに対する答えを求めている．
> - 医療者は，こうした子どものこころを理解しようと努めるべきである．

❖ はじめに

　小児であっても糖尿病の患者はいる．中学生以上では，1型ばかりでなく2型糖尿病も増えてくる．ほとんどの小児は，何も症状がないのに学校検尿で突然糖尿病と宣告される．発症直後に高血糖の症状が出たり，ケトアシドーシスで入院したとしても，治療が始まり症状が消えた後は何も困ることが起きない．医療機関を受診した時に痛い思いをして行った血液検査の結果で「血糖が高いね」と言われるだけである．将来の合併症の予防をしましょうと言われても，そんな先のことは考えられない．このように，糖尿病という病気（＝高血糖状態）は子どもたちにとって現実感がない．小児医療においては成人以上に，子どもたちにとって最善のことをするという使命感のもと，一方的（？）に医療行為を行う場面が多いが，この"糖尿病"をもつ子どもたちに対してこうした従来通りの医療行為を行うことが本当にいいのか，また治療上効果的なのか，悩むところである．

❖ 小児糖尿病の難しさ

　小児は，生まれてから成人になるまで，発育発達のレベルに応じてさまざまな時期がある．小児医療は，そのおのおのの時期に応じたきめ細かい対応を行うことが求められる．新生児や乳児では親の同意のもと医療行為が行われる．幼児になると，医療行為に伴う苦痛や煩雑さが子どもにとっては大問題となる．必要があるからと大人がいくら"言い聞かせ"ても，痛い思いをすること，好きでないことをすることへの同意を得ることは難しい．玩具や菓子をご褒美として提供することで納得させたり，時には，怒ったり，押さえつけたりすることで医療行為を完遂する．小学生になると，学校でいろいろなことを学び理解力も付き始める．熱や痛みなどいま現在のつらい状況に対して医療行為を受けることが自分にとって有用であることを理解し，納得して受け入れることができ始める．しかし，高血糖状態が続くことで将来起こるだろう合併症のことを説明されても，まだまだ先のこととして実感することはできないし，合併症予防のために毎日の楽しみが少なくなることにはなかなか同意できない．小学校高学年あるいは中学生になると，二次性徴が始まり急激な身体の変化が起きる一方，親子間の葛藤や自己アイデンティティに悩むなど精神的にも不安定になりやすい．親をはじめとする大人への反発や，自己否定的な突発行動が生じることもある．「"わかっている"けどできない」という訴えに対し，大人は「なんでできないの?!」と応じ，さらなる反発を招く．もちろん，すべての子どもがこうなのではないが，小児のそれぞれの時期で，上に述べたような状況に遭遇して血糖コントロールに難渋することは，小児の糖尿病医療に携わった者なら少なからず経験することである．

❖ 子どものこころと糖尿病

　糖尿病医療学は，糖尿病をもつ人として相手を尊重し，その人のこころに焦点を当てる．しかし，小児医療においては，そのこころ（あるいは気持ち）は時に無視されがちである．長年小児医療に携わっていると，当たり

前のことであるが，子どもにももちろん"こころ"があり，その時々で子どもながらにいろいろと感じていることがわかる．『糖尿病医療学入門』（医学書院）の症例29で，20代の1型糖尿病の女性が取り上げられている[1]．10代で糖尿病を発症し，「なぜ自分が糖尿病になったのか，そのことばかり考え続けている」とこの女性は語る．これに対し，真に求められているのは，医学的な答えではなく，こころの問題への答えであると石井は指摘する．では，いつから人はこうしたこころの問題をもち始め，またこころの問題に対する答えを求め始めるのだろうか．新生児や乳児期に糖尿病を発症した子どもたちが当たり前のように生き続けることができるようになった現在，この問題は糖尿病医療学においても重要なことと考える．

この疑問への答えを示唆するものとして，ここでは実際に経験した小児糖尿病の症例を紹介したい．なお，この症例は，第2回日本糖尿病医療学研究会および第3回日本糖尿病医療学学会で発表した症例であり，掲載にあたり本人および家族から本稿掲載の同意を得ている．

症例　1型糖尿病・アスペルガー障害*の中学生女児

【現病歴】

6歳2カ月時にアスペルガー障害の診断を受け，A大学病院精神科通院開始．半年後の6歳8カ月時，小学1年の学校検尿を契機にA大学病院小児科で緩徐進行型1型糖尿病と診断．ビグアナイド薬から治療を開始，1年後よりインスリン療法に変更．BOT→1日2回法→MDI→CSIIへ数年の間隔で移行し，現在SAP療法中．

【心理社会的背景】

母と祖母の三人家族．乳児期から言葉の発達は早く，暗記力も優れていた．その一方で，集団行動は苦手であり，同年代の子ども同士のコミュニケーションが難しかった．独特のこだわりがあり，音・匂い・食感が非常に過敏であった．偏食が著明であり，体重の増減が激しかった．

---

*　現在の分類では自閉症スペクトラム障害．

WISC-Ⅲ：全 IQ 96/VIQ 97/PIQ 96.

【経過】
　糖尿病発症当時，内因性インスリンがある程度維持されていたこともあり，精神科と連携しながら児にとって無理のない医療行為の導入に努めた．
　小学2年時，待合室で小さい子の視線を気にするようになり，診察の順番を待つことが苦痛になった．小学3年時，待合室で低血糖となり補食した時に，周りの子に「見られている！」と興奮状態になった．この頃より精神科で抗精神病薬が開始された．小学4年時，ゲーム機から「あなたは太ってます」と言われたことを契機に，その後，頭痛，めまい，全身の疼痛を繰り返し訴えるようになった．歩行困難となり，車いすで受診することも増えた．小学5年時，A大学病院受診前日に体調不良となり，来院できなくなることが頻回となった．小学6年時，全身の疼痛や過呼吸のため，救急外来を受診した．幻聴や羞明も訴え始めた．一方，麻酔下での歯科治療のためB小児病院を受診．同院医療スタッフの丁寧な対応に感銘を受け，同院への転院を希望するようになった．中学1年時，本人の希望もありB小児病院精神科の受診が始まった．
　同じ頃，電子カルテの画面で「アスペルガー障害」の文字を垣間見，自らインターネットで「アスペルガー障害」を検索して調べるようになった．その内容が自分に当てはまることが多かったため，一人で悶々と悩むようになった．中学1年冬，ついにB小児病院精神科でこの件につき直接訊ねたところ，同院医師よりアスペルガー障害につき告知を受けた．告知後ショックを受け精神的に落ち込んだが，1週間ほどで立ち直った．受診前の不定愁訴はその後徐々に減り始め，本人自ら診察を受けることができるようになった．本人より医師に語る時間も増え始めた．糖尿病については「困ることない．先生（＝筆者）いなくても大丈夫」と話すようになった．

　この症例の女児は，アスペルガー障害という発達障害をもち，さらに1型糖尿病と診断され，就学前から通院を余儀なくされた．そのなかで「なぜ自分の体に（いろいろな症状が）起きるのか，どうすれば楽になるのか，

知りたい，教えて欲しいが，誰もその問いに応えてくれない」と感じていた．A病院精神科では，発達障害への対応として，拘りを助長しないようにするためあえてすべてに答えない方針をとっていた．しかし，「なんで私だけ……？」という思いは年を経て募り，受診前にさまざまな症状として身体化し本人をさらに苦しめるようになった．その姿を見て，糖尿病の診療を担当する小児科医の私はどこまで本人の心理面に関わればよいのか悩むようになった．日本糖尿病医療学学会で本症例を提示したことが契機となり，「本人と向き合い聴くしかない」「来てくれる限り付き合い続けていこう」とあらためて考えるようになった．そして，本人のさまざまな思いをあらためて聴くことに努め始めたところ，受診前にみられた本人の症状は以前より少なくなり，受診する回数も増え始めた．もちろん，新たな精神科医との出逢い，告知が本人の心理的負担を軽減することになったのだが，糖尿病を診る小児科医が聴くようになったことも，小児科受診においてよい方向へ働き，良好なコミュニケーションにつながったと考える．

以下，告知後に行った小児科での面接内容，および告知2カ月後に見せてくれた，学校で発表した「1型糖尿病を経験して」という作文を掲示する．

小児科外来での面接（D：医師，P：患児）

D 「アスペルガー障害のこと聞いてどう思ったの？」
P 「ネットで調べてたけど，思っていたのと違ってた」「私，アリスみたいだった…．たらい回しされて，聞いてもスルーされるのではと心配しながら来るストレス，不安があって…．でも，話を聞いた後で，みんな知ってたんだ，無視されてたわけでなく，知ったうえでしてたことなんだ，と」
D 「そう思ったんだ……」
P 「皆に伝えて欲しい．知っていたのだったら，ちゃんと説明して欲しかった……．この先生にかかってたら救われないと思ってた」「私のは軽いほう．感覚過敏だけ．コミュニケーション大丈夫だし，人の考え

てることもわかる．でもあまりそれ言うと，学校の先生，普通に出席しなさいというので，言わない」

作文「1型糖尿病を経験して」より（全文）

　皆さんは，私達が毎日食べている給食のご飯の量が何gか考えた事はありますか．答えは二〇〇gです．給食のご飯は二〇〇gなので，このご飯に含まれる炭水化物量は七〇〜八〇gです．
　私は，給食はもちろん，食事や間食の度に飲食した物の炭水化物量を計算しています．
　小学一年の時，私は1型糖尿病という病気を発症しました．この病気は，十万人に二人が発症すると言われています．宝くじで言えば，一等の組違いに当たったようなもので，とても珍しい病気です．私が発症するまで，私を含め家族の誰もこの病気を知りませんでした．
　「珍しい病気」と言われて，不思議に思った人もいるかもしれません．実は，私達がテレビなどで見聞きする「糖尿病」は，正確には「2型糖尿病」の事で，四十歳以上の大人の十人に一人が発症する生活習慣病のことなのです．名前は同じでも，1型と2型の発症の原因は全く違います．2型は肥満や運動不足などの生活習慣の悪化が原因で発症します．それに対して1型は，「自己免疫疾患」と呼ばれています．
　自己免疫疾患とは，本来私達の体を外敵から守る役目の免疫が，ウイルス感染や高熱をきっかけに，自分自身の正常な細胞や組織に攻撃を加えてしまう病気です．その中でも1型糖尿病は，すい臓の「すい島」という組織の中の「β細胞」が攻撃され，壊されることによって発症します．β細胞は，インスリンというとても重要なホルモンの製造工場です．
　発症したばかりの頃，私の体にはまだ少しですがβ細胞が残されていて，インスリンを少しだけ作ることができていました．でも，半年後には，外からインスリンを補わなければ生きられなくなりました．
　インスリンは，胃の消化液で分解されてしまうので，飲み薬で補うことはできません．それで，小学一年の十二月から，注射によるインスリン療

法が始まりました．最初は夜一回の注射でしたが，朝にも加わり，そのうち三回の食事の後，さらに間食の後と，一日に打つ注射の数がどんどん増えていきました．一日に最低でも五回，多いときはそれ以上打たなければなりません．最初に，食事や間食の度に食べたものの「炭水化物量」を計算していると話したのは，この注射と関係があるからです．

私達の体は，血液中のブドウ糖を燃料として動いています．ブドウ糖は，ご飯やパンなどの炭水化物，イモ類やお菓子などの糖分に含まれています．このブドウ糖を全身の細胞に運ぶ仕事をするのがインスリンです．インスリンがないと，私達は脳や筋肉，内臓を動かして生命を維持する事ができません．

自分でインスリンを作ることができない1型糖尿病の人は，食事の内容から炭水化物量を計算し，それに見合う量のインスリンを注意深く計算して，自分で注射をするのです．

二〇一二年，京都大学の山中伸弥先生がiPS細胞の研究で，ノーベル生理学・医学賞を受賞しました．私が病気を発症した時に，主治医の先生から読むように勧められた本には「1型糖尿病は，残念ながら治りません．一生つき合っていく事になります．」と書いてあり，私はショックを受けました．一生この注射が続くという意味です．それ以来「なぜ自分が選ばれてしまったのか．」と考えるようになりました．そんな時に山中先生の研究を知りました．iPS細胞を利用して失ったβ細胞を再生して移植すれば，1型糖尿病を治せるかもしれないのです．私は嬉しくて「研究を頑張って，一日も早く治して下さい．」と山中先生に手紙を書きました．

自分の経験から，難病の患者に必要なのは，未来への希望だと知りました．私の発表を聞いた人の中に，難病に関心を持ち，将来，患者の希望につながる研究や発見をしてみようと考える人が現れてくれたら嬉しいです．

この症例は，発達障害という特別な事例に思われるかもしれないが，小児医療を考えるうえで決して特殊なことではないと思う．なぜなら，小児は誰もが発達過程にあるからであり，自分のことをうまく伝えることができない低年齢の子どもも，もしかしたらこの児と同じように思っているの

かもしれないからである.

　幼稚園で1型糖尿病を発症した小学1年の男の子に，糖尿病のことをどう思うか聞いたところ，「くやしい……」と答えた．これを聞いた時，こんな小さな子でもそんなふうに思うのかと驚いた．子どもは十分にこころが発達していないから，大人がよかれと考えることを施すのが当たり前である，と私たち小児科医は思ってしまいがちであるが，今回紹介したような子どもたちに会うと，果たしてそれでいいのだろうか？と立ち止まって考えたくなる．何歳になったら，どのようになったら，子どものこころに向き合えるのか，それは個々の子どもたちでさまざまであろう．しかし，私たち医療者は，子どもにも"こころ"はあって，いろいろと考えさまざまな気持ちになりながら日々過ごしていることを理解しようと努めるべきであり，そうすることにより子どものこころに触れ，子どものこころに向き合うことができるのだと思う.

❖ おわりに

　成人医療においては，心理的アプローチの重要性が糖尿病をはじめとした慢性疾患において認知され，臨床現場でも実践する医療者が増えてきた．小児医療においては，インスリンポンプやCGM（continuous glucose monitoring），カーボカウント法などの最先端治療の導入は成人以上に普及してきたが，糖尿病とともに生きる子どもたちのこころをどう扱うかはまだ発展途上である．たしかに，欧米および日本のガイドラインで小児の心理も取り上げられるようになり，コミュニケーションの重要性が指摘されるようになってきた[2,3]．しかし，具体的な方法はガイドラインからはみえてこない．実際の臨床の場でどう対応するかは，個々の具体的な症例にあたり共通の経験を積み重ねていくことが必要であろう．その意味でも，糖尿病医療学で行っている症例検討が今後小児の分野でも拡がることを期待したい．

文献
1) 石井　均(2011)糖尿病医療学入門——こころと行動のガイドブック，医学書院，東京，pp.

236-243

2) Delamatera AM, de Wit M, McDarbyc V, et al(2014)Psychological care of children and adolescents with type 1 diabetes. Pediatric Diabetes 15(Suppl. 20):232-244
3) 日本糖尿病学会,日本小児内分泌学会 編・著(2015)小児・思春期糖尿病コンセンサス・ガイドライン,南江堂,東京,pp. 231-235

（大津成之）

[コラム]
簡単にわかったような気になる言葉こそが難しい

　「きく」という動詞がある．患者の言葉が耳から入ってくることを「きく」と表現するのであるが，療養支援に関する発表において「聴く」という漢字があてられていることが多い，あるいは「傾聴した」と表現されている．

　「食事療法はできないという患者の語りを傾聴した(聴いた)後，血糖コントロールの重要性と効果を説明し，野菜から食べるなどの具体的方法を提示しました」と続く．

　この担当者はおそらく，患者の話から糖尿病や食事療法の知識が不足しているという情報を得たものと思われる．とすれば，その会話は，「食事療法についてどんなことをご存じですか」「どんなところが難しかったですか」「なぜ糖尿病を治療する必要があるんでしょうか」などの質問に患者さんが回答されたというものではないだろうか．

　であれば，その「きく」という行為は「聴く」ではなく，「訊く」である．すなわち，尋ねるということで，その主体は患者のようにみえて実は医療者である．指導に必要な情報を集めたということで，それはもちろん大切な行為である．

　もし，上記のような会話がなかったとすれば，患者は食事療法の難しさについて語り，それを「きいて」から，（その語りは側に置いて），指導したい内容について医療者が語ったことになる．この「きく」であれば，「聴く」ではなく「聞く」となる．

　『大辞林 第三版』(三省堂)によれば，

　「聞く」は"音や声を感じとる．また，その内容を知る"の意．「雨の音を聞く」「講義を聞く」．

　「聴く」は"注意して耳に入れる．傾聴する"の意．「音楽を聴く」「国民の声を聴く」．

　「訊く」は"尋ねる．問う"の意．「聞く」とも書く．「名前を訊く」「道を訊く」と解説されている．

　聞くは hear，聴くは listen，訊くは ask ということになる．昔，精神科医アラン・ジェイコブソン先生に，「listen は ask の2倍時間がかかるんだよ(文字数にかけている)」と教えていただいた．

それでは，どのようなきき方が「聴く」あるいは「傾聴」になるのか．これは簡単に答えるべきことではないように思う．深いところで，傾聴は共感につながると思われるし，そうなると共感とは何かという問いに答えねばならない．

　皆藤　章先生によれば，臨床心理士は「傾聴」ということを徹底的に鍛え続けている職種だということである．つまり，「傾聴」はそれ自身が治療になるようなきき方であるということはいってもいいと思う．それ以上のことは，まだ私にはいえない．

Until there is a cure （治癒という日が来るまで）

　「治る」（治癒）という言葉も簡単にわかったような気がするだけに難しい．上記の言葉は私が留学した 1993 年頃，ジョスリン糖尿病センターの T シャツの背中に書かれていたものである．現在はどうなっているのか知らない．

　科学は糖尿病の治癒を目指している．その治癒とはどういう状態をいうのか．元通りの状態になるということなのか，そうではないのか．1 型糖尿病でいえば，もう一度自分の膵臓にランゲルハンス島が復活することなのか，あるいは外部からのインスリン補給が完全に血糖値に対応して行われることなのか．現在のところ，まだ治癒をもたらすといえる治療法は見つかっていないようであるが，そうであれば，進行を止める，あるいは改善するという意味での「治る」はどの程度可能だろうか．科学はさまざまなアプローチを試みている．

〔石井　均〕

第3章

"こころ"を支える
ために役立つ
知識とツール

糖尿病者の"こころ"を支える ということ

>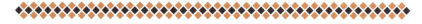
> ここがポイント
> ・糖尿病医療を糖尿病者と医療者との相互交流の視点から考える.
> ・相互交流においては「関係」というパラダイムが重要となる.
> ・糖尿病者*のこころを支えるために,糖尿病医療学が必要となる.

❖ はじめに

　糖尿病者の「こころを支える」という時,われわれはどのように考えてそれを実践するのだろうか.このテーマを,糖尿病者と医療者との相互交流性という視点から考えてみる.

❖ こころを支える必要性

　糖尿病は身体疾患であるから,医療は「こころを支える」ことなど考える必要はないといえるだろうか.医学的知識・エビデンスと経験があればそれで十分だといえるだろうか.糖尿病医療の最前線を垣間みれば,その答えはおのずと明らかであろう.医学的知識・エビデンスのみでは全く不十分であることは現実が示している.

　ここで,糖尿病医療の現状は,血糖値やHbA1c値に代表されるように「数値」を中心としていることを指摘したい.このようなエビデンスがあればそれで十分であると考えられるのであれば,それはきわめて浅薄な,糖

＊　ここでは,糖尿病「患者」ではなく,糖尿病を抱えて生きる一人の人間として「糖尿病者」と表記したい.

尿病者の「生」を無視した思考であるといわざるを得ない．誤解のないように付言するが，医学的知識・エビデンスが不要だといっているのではない．それらは必要不可欠で，それがなければ糖尿病医療が成立しない．しかし，それだけでは十分ではないと主張しているのである．それだけでは糖尿病者の「こころを支える」ことはできない．

　一例をあげよう．ある患者さんが緊急で入院してきた．ケトアシドーシスだった．医療者は医学的処置を施すが，同時になぜこんな状態になったのだろうと考える．患者さんがインスリンを打たなかったからだということがわかる．ここで，医療はおおよそ思考停止となるのではないか．つまり，なぜ患者さんはインスリンを打たなかったか，という問いには進まない．なぜなら，医学的知識・エビデンスはこの問いに答えることができないからである．時に，それは患者の自己責任だということで片付けられてしまいかねない．そうであるなら，糖尿病医療において患者と医療者との相互交流は生まれてはこない．

　こうした状況にあるのは，「治す人」-「治される人」という関係でしかない．およそ糖尿病医療において，患者の自己管理がいかに重要であるかはいまさらいうまでもない．この領域に関わるすべての医療者が共有できる認識である．このことが意味するのは，糖尿病者は「治される人」ではなく，医療者とともに治療の道を歩いて行く人生を生きているということなのである．自己管理が患者ひとりでできるのであれば，糖尿病医療の現状は適切な専門知識を患者に伝えて指導すればこと足りるであろう．しかし，現状はそうではない．そしてここに，糖尿病者の「こころを支える」必要性が生まれてくる．前述の「なぜ患者さんはインスリンを打たなかったのだろう」という問いに答えることは，まさに糖尿病者の「こころを支える」ことにつながっていくからである．こうした糖尿病者と医療者との相互交流性を照射しようとする新たな領域が「糖尿病医療学（collaborative diabetes care）」である．

❖ 相互交流性の実践

　それでは，医療者は糖尿病者にどのように向き合えばよいのだろうか．

ここに糖尿病医療の最前線の苦悩がある．たとえば，「糖尿病であっても自己管理をきちっとすれば合併症は防げるから，いろいろ教えてあげなくっちゃ」と医療者が思って患者に話をしてみたり，「あの患者さん，最近元気がないみたい．何かあったのかしら．話を聴いてあげなくっちゃ」と思って患者から話を聴いてみても，そのことを患者が実践し元気になるのであればことはスムーズに運ぶが，実際はそのようにならないことが圧倒的に多い．ここで考えなければならないことは，医学的に正しいことを患者に伝えているのに，なぜ患者はそれを守り実践しないのか，ということである．実際的にはケースバイケースであるが，総体的には，「糖尿病を抱えた人生」は医療者のものではなく患者のものだからだ．ここにおいて，医療者の側からではなく患者の側から糖尿病を考える視点が不可欠になってくる．患者の側から糖尿病を考える視点は，医療者が患者から学ぶ実践を産むことになり，その実践から学べることは，患者が「糖尿病を生きるありよう」である．

❖ 数値からことばへ

相互交流性を大切にして患者から学ぶ姿勢を医療者がもつ時，医療者は糖尿病者が語る「ことば」を大切にしなければならなくなる．そして，糖尿病者が語った「ことば」でもって相互交流することが必要になってくる．その時の「ことば」は医学の概念・ことばではない．

糖尿病医療の現場からみえるのは，患者が医学の概念・ことばを使って医療者とやり取りをしている姿である．血糖値やHbA1c値はその最たるものといえる．そして医療者もそれが当たり前と思っているようにみえる．もちろんそれが間違った姿であるというわけでは決してなく，またそうしたエビデンスは不可欠であることも十分に認識したうえで，臨床心理の専門領域からは次のようなことを指摘したい．たとえば，「少し身体がだるいから検温すると38℃も熱があった」などという語りに現れるエビデンスほどに，糖尿病医療におけるエビデンスは患者の日々の暮らしに溶け込んでいるだろうかという問いが立てられる．ここで，患者の自己管理という視点に立てば，もちろん自分自身が糖尿病であるということ，それに

まつわるさまざまな自己管理が患者の日常生活に溶け込む必要性があるということができる．しかしながら，現状はストレートにそこに向かわない．だからこそ，医療者は悩んでいるのである．ここで問われているのは，たとえ目標はそこにあるとしても，そこに向かう道のりをいかに患者と歩んでいくか，ということである．その道程に必要なことは，患者の日常のことばでもって相互交流する医療者のありようなのである．

これは医療の歴史性ともいえるであろうが，医療においては，患者はどうしても「治してもらう人」というポジションから離れられない心理的傾向を抱えてしまう．これに対して医療者は，どうしても「治す人」というポジションに立ってしまう心理的傾向を抱えている．これらは医療の構造における患者と医療者それぞれのコンプレックスである．患者はこころのうちに「治してもらう人」というコンプレックスを抱えているために，どうしても医療者が日常の専門業務のなかで用いる医学の概念・ことばを使って自分のことをわかってもらおうというこころの機能が働いてしまう．そして，患者がそうしたこころの状態にあることを医療者は見逃してしまう．医療者もまた「治す人」というコンプレックスを抱えているからである．このようなコンプレックスは解消されないまでも，少なくとも医療者はまずは患者から学ぶという視点に立って，患者の日常のことばを通して患者を理解しようとする姿勢をもつことが重要になる．そのことによって，患者が「あの先生はわたしのことをわかってくれる」という気持ちを抱くことにつながり，そうしたことの積み重ねによって，両者は少しずつコンプレックスで呪縛された関係から別の関係へと移行していくことができるのである．

医療者は医学的知識においては専門家であるが「糖尿病を生きる」ことについては素人であることを自覚すべきであろう．また，患者は医学的知識は素人だけれども「糖尿病を生きる」ことについては専門家であることを，医療者は知るべきであろう．そうであるならば，患者が生きる姿から糖尿病を学ぶ以外に道はないということができる．

❖ こころを支えるパラダイム

医学は科学のパラダイムによって成立しており，その実践は「治療

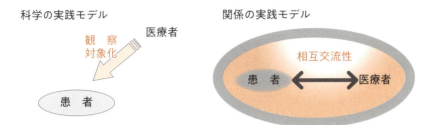

図 13 「科学」と「関係」の実践モデル

(cure)」である．これに対して，ここで強調してきた相互交流性というのは「関係(relation)」のパラダイムによって成立し，その実践は治療よりもむしろ「ケア(care)」にあるということができる．糖尿病の領域においては，前者は糖尿病学であり後者は糖尿病医療学であると考えることができるであろう．ここで両者のモデルを整理しておこう（**図 13**）．糖尿病学のパラダイムである科学の実践モデルの特徴は，医療者にとって患者は観察する対象となっており，両者の関係は切断されているところにある．これに対して糖尿病医療学のパラダイムである「関係」の実践モデルの特徴は，医療者の「臨床的想像力(clinical imagination)」と患者の人生が相互交流しているところにある．

❖ おわりに

糖尿病者のこころを支える医療者の営みには物理的・時間的制約なども含めて多くの困難がある．しかし，相互交流性をもった医療のケアを糖尿病者が求めていることは疑いなく，それは必要不可欠なのである．糖尿病医療の領域に「関係」というパラダイムを導入することで，このパラダイムによって成立している臨床心理学の実践である心理療法が，今後，糖尿病者のこころを支える一つの専門実践のモデルとして機能する仕組みとありようを考えていきたい．

〔皆藤　章〕

アドヒアランス
―― 医療者の提案が実行に結び付くために

> **ここがポイント**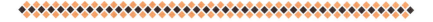
> - 治療実行度を表す述語としてアドヒアランスが用いられるようになった理由を理解すること.
> - 服薬アドヒアランスの測定法には直接法と間接法がある. それぞれ長所, 短所がある.
> - 服薬アドヒアランスに関連する要因を理解し, 良好な医療者(医師)-患者関係の構築を目指す.

❖ アドヒアランスという用語と考え方の変遷

　患者がどの程度医療者からの治療提案(たとえば薬剤)内容を実行しているかを表す言葉としてコンプライアンス(compliance：規則や命令の遵守)という言葉が登場したのは1970年初頭である. この概念では, 患者がどう考えているかは考慮されていない. その後, 治療における医療者-患者関係に関する考え方(理念)の変革が起こり, 患者は受動的に医師の指示を遵守するという役割ではなく, より積極的な参加や協力が必要と考えられるようになった[1].

　そこで, コンプライアンスに替わる言葉としてアドヒアランス(adherence)が使われるようになってきた. イギリスではコンコーダンス(concordance)という言葉が1995年に提唱されている.

　コンプライアンスとアドヒアランスは, 処方された薬がいつ, どのくらい使用されたかという定量的なことを表現しているのに対し, コンコーダンスは見解の一致を問題にしている[1]. アドヒアランスに含まれる(並列に

扱われていることもあるが）量的表現としてパーシステンス（persistence）が使われている．これは服用継続期間あるいは継続割合を表す．

2003年WHOはアドヒアランスを以下のように定義している．「患者が，合意できた医療者からの提案（薬物治療，食事療法や生活習慣の修正）に応じてどの程度実行するか」[2]．

❖ アドヒアランスをどのように測定するか

アドヒアランスを測定する方法としては**表10**のようなものがある[3]．直接法は正確で客観的ではあるが，費用がかかり実際的ではない．間接法は比較的容易に実施できるが，正確性に欠ける．自己報告が最もよく使用されているが，過大評価になりやすい．また，きちんと妥当性が評価された質問紙を用いることが重要である．

比較的容易にデータが得られ，客観的な方法として，アドヒアランスのメタアナリシスで取り上げられているのは以下の2指標である．ただし，MEMSは費用が高い．

表10　服用アドヒアランス測定法

1. 直接法
・直接観察
・血中濃度測定
・血中マーカー測定

2. 間接法
・質問紙，自己報告
・(残余)錠数カウント
・処方の補充回数→MPR
・臨床的なアウトカム
・電子的モニタリング→MEMS
・生理学的マーカー測定
・患者手帳

〔Osterberg L, Blaschke T（2005）Adherence to medication. N Engl J Med 353：487-497 より一部改変〕

MPR（medication possession rate）

新規処方後の薬補給の程度をデータベースから検索し，補給量/本来処方される予定量から計算．患者が1年間に薬を利用できた日数/365という定義もある．この指標では，経口薬で36〜93%，インスリンで62〜64%[4]などの報告がある．

MEMS（medication event monitoring system）

薬のボトルのキャップにマイクロプロセッサが取り付けられており，キャップが開けられるたびに記録が残る．このツールを用いた報告としては，経口薬で67〜85%[4]となっている．

臨床場面での実際的な方法としては，「どの程度（服用/注射を）忘れることがありますか？」「薬は余っていませんか？」と質問することが有用であるが，事実を答えやすい関係を普段からつくっておくことが前提となる．

❖ ノンアドヒアランスの糖尿病アウトカムへの影響

薬物治療へのノンアドヒアランスは，代謝コントロールの悪化（HbA1c値，血圧，脂質）とともに，入院率や死亡率が高いことが報告されている[5]．日本では，残薬が医療費の無駄使いになっているのではないかという問題がメディアにも取り上げられている．

GLP-1アナログ製剤のリラグルチドを用いた研究で，アドヒアランスとパーシステンスが高い患者群のHbA1c値はよかった．また，外来診療費，救急医療費や入院費などにかかる医療費は低かった．全医療費は薬剤費の上昇により高かったと報告されている[6]．全医療費については長期的には下がるという報告もある．その評価にはより総合的な費用効果分析が必要と思われる．

❖ アドヒアランスに影響する要因

薬物治療も糖尿病自己管理の一環であり，大きくいえば自己管理行動

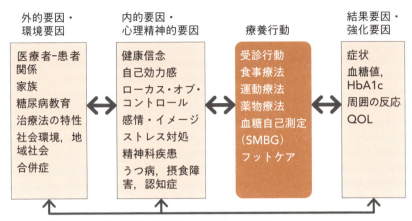

図14 糖尿病自己管理行動に影響する心理社会的要因
〔石井 均(2011)糖尿病医療学入門——こころと行動のガイドブック,医学書院,東京,p.28より一部改変〕

(self-management behavior)に影響する要因は何かということになる.

図14はこれを示したものである[7]. 外的要因・環境要因とは環境からの刺激のことを指す. 家族や医療者との関係, 薬物治療の複雑性やコスト, 社会経済的環境などである. 内的要因・心理精神的要因とは, 本人がどう考えるか, どう感じるかであり, 糖尿病(薬物)治療が自分にとって価値があると思えるか, 負担がないかどうかである. 結果要因・強化要因とは, 療養行動(服薬や注射)の結果が期待通りか, 満足できるかどうかである.

薬物治療アドヒアランスに関連する要因も基本的にはこの枠組みのなかに含まれているが, 特に強調すべき項目としては,

(1) 治療効果の認識
(2) 副作用, 低血糖, 体重増加
(3) 治療の複雑性/簡便性/注射か経口か
(4) 費用
(5) 認知機能, 身体機能, 合併症
(6) 医療者-患者関係

などがあげられる[3,8,9]．

（2）のなかで，低血糖がアドヒアランスを低下させることに留意すべきだろう．また，（3）については，より用法が簡便な1日1錠服用のアドヒアランスが高い[10]．錠数が増えればアドヒアランスが低下することも知られている．また，医療者とのコミュニケーションも重要な要素である[11]．

❖ アドヒアランスを高める方法

前項で述べたアドヒアランスに関連する要因のそれぞれについて考慮していく．患者本人の能力，製剤の効能や副作用および投与法，社会経済的問題，などがあるが，その基本は医療者-患者関係とコミュニケーションにある．

理解できるように説明すること，困難な点を確かめること，患者の考え/気持ち/希望/不満を聴くこと，できたことを評価すること，効果を確認すること，できるだけわかりやすいレジメを組みメモを渡すこと，などがあげられている．製剤に関しては，"forgiving" medicationと呼ばれているが，作用時間が長く服薬負担が少ないものを考えてみてはどうかと提案されている[3]．

文献

1) Vrijens B, De Geest S, Hughes DA, et al ; ABC Project Team (2012) A new taxonomy for describing and defining adherence to medications. Br J Clin Pharmacol 73：691-705
2) World Health Organization (2003) Adherence to long-term therapies : evidence for action. WHO, Geneva
3) Osterberg L, Blaschke T (2005) Adherence to medication. N Engl J Med 353：487-497
4) Cramer JA (2004) A systematic review of adherence with medications for diabetes. Diabetes Care 27：1218-1224
5) Ho PM, Rumsfeld JS, Masoudi FA, et al (2006) Effect of medication nonadherence on hospitalization and mortality among patients with diabetes mellitus. Arch Intern Med 166：1836-1841
6) Buysman EK, Liu F, Hammer M, et al (2005) Impact of medication adherence and persistence on clinical and economic outcomes in patients with type 2 diabetes treated with liraglutide : a retrospective cohort study. Adv Ther 32：341-355
7) 石井　均 (2011) 糖尿病医療学入門――こころと行動のガイドブック，医学書院，東京，p. 28
8) Tunceli K, Zhao C, Davies MJ, et al (2015) Factors associated with adherence to oral anti-

hyperglycemic monotherapy in patients with type 2 diabetes. Patient Prefer Adherence 9：191-197
9) Polonsky WH, Henry RR(2016)Poor medication adherence in type 2 diabetes：recognizing the scope of the problem and its key contributors. Patient Prefer Adherence 10：1299-1307
10) Claxton AJ, Cramer J, Pierce C(2001)A systematic review of the associations between dose regimens and medication compliance. Clin Ther 23：1296-1310
11) 石井　均編(2017)効果につなげる薬物治療アドヒアランスの改善——残薬問題への処方箋，医薬ジャーナル社，大阪

（石井　均）

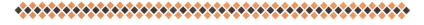

心理療法
──その人を理解「していく」ことで起こる変化

> **ここがポイント**
> - 糖尿病者への心理療法的アプローチでは，セラピストは糖尿病者の生き方全体をみつめ，糖尿病者が自身の人生を生きやすくなるよう支えていく．
> - セラピストが糖尿病者を理解していくことが最も重要であり，セラピストとの関係そのものが，糖尿病者のこころに変化をもたらすこととなる．

❖ はじめに

　筆者は，臨床心理士として日々，心理的なサポートを求めるクライエント（心理療法における来談者）に心理療法を行っているが，糖尿病を抱える人の心理療法を専門的に行っているわけではない．そんななかで，「糖尿病者*」と「心理療法」の接点にあることとして考えられることを，私なりに述べていきたい．

❖ 心理療法とは

　糖尿病者への心理療法的アプローチについて考えていくうえで，まず，心理療法とは何なのかということについて考えたい．心理療法とは大きく，こころの治療の手法のことを指すが，非常に意味の広い言葉である．

---

* ここでは，糖尿病「患者」ではなく，糖尿病を抱えて生きる一人の人間として「糖尿病者」と表記したい．

こころというものが目に見えないものであり、また一人ひとりのこころのありようは全く異なっているため、心理療法にはさまざまな考え方、学派、アプローチが含まれ、一つの決まった治療法が確立されているわけではない。それにより心理療法とは何なのかを考えた時、一言で言い表すことは難しいのと同時に、こころに対する考え方の違いによって、その答えも異なってくるといえる。

　河合隼雄は、「心理療法とは何か」という問いについて、以下のように一つの答えを述べている。「心理療法とは、悩みや問題の解決のために来談した人に対して、専門的な訓練を受けた者が、主として心理的な接近法によって、可能な限り来談者の全存在に対する配慮をもちつつ、来談者が人生の過程を発見的に歩むのを援助すること、である」[1]。ここで着目したいのは、心理療法では悩みに対して助言をしたり、その悩みを解決することを助けようとしたりするのではなく、クライエントが自身の人生を発見的に歩むのを援助するのだということである。さらに河合は、この「発見的」という言葉について、「万人共通の方法や法則が決まっていてそれを『適用』するのではなく、そのつど、適切な道を『発見』しなくてはならぬことを意味している」としている。すなわち、どのような人生を送っていくことがそのクライエントにとってよいのか、そのためにどのような方法をとればよいのかといったことが決められているわけではなく、クライエントが納得して進んでいくことのできる道を、クライエントとセラピスト（心理療法における治療者）とがともに模索していく作業が心理療法であると考えられるだろう。

❖ 心理的視点からみた血糖コントロールの難しさ

　このことをふまえ、糖尿病者に対する心理療法的アプローチについて考えてみたい。臨床心理士として関わることが多いのは、血糖コントロールがうまくいっているとはいえない糖尿病者や、治療に主体的に取り組むことの難しい糖尿病者である。そもそも糖尿病について客観的に捉えれば、糖尿病者自身ができる限り血糖コントロールに取り組み、健康に生きるほうがその糖尿病者のためだと考えられ、医療者としても、血糖値や

心理療法

　HbA1c値をうまくコントロールできるよう，また治療に前向きに取り組んでいけるよう糖尿病者を支えていくことになるだろう．また糖尿病者自身も，多くの方がそれを目標として思われていることが多く，コントロールの悪い状態が続くと，命の危険にもつながってしまうのである．しかしそれでも，どうしても治療に主体的に取り組むことの難しい糖尿病者がいる．それはなぜなのだろうか．

　臨床心理士としてこのような糖尿病者に出会うと，学校に行くことができないいわゆる「不登校」の子どものこころの状態と似ていると感じることがある．学校に行くことができない，あるいは行かない子どもにもさまざまなこころのありようがみられるが，なかには，いじめなど学校で何か目に見える問題があるわけではないのに，どうしても家から出られない，朝から学校に行くことができないという子どもがいる．周りの人は，学校に行ったほうが本人のためと考えるし，学校に行けるよう，あの手この手を使って関わることも多いだろう．そのような事例をよくみていくと，その子どもにとって，学校へ行くことよりも重要な，自分自身の心理的課題に向かい合うようなこころの動きが生じているのだと理解できることが多いように思われる．なかには，本人でさえ，学校に行って皆と同じように勉強したほうがよいのかもしれないと頭ではわかっていても，どうしても行くことができないという場合もあり，まずは自分のこころを成長させるためのきっかけを見つけるため，その場で一度立ち止まらざるを得ないというようなイメージが浮かんでくるのである．そして，糖尿病のコントロールに取り組むことが難しいという糖尿病者にも，その人自身が抱える何らかの心理的課題があり，糖尿病治療のための主体的な行動に取り組むことにまでエネルギーを注ぐことができないのではないかという似たようなイメージが浮かぶのである．それは，その人が糖尿病に罹る以前から抱えている課題の場合もあれば，糖尿病と診断されたことで浮かび上がってきた課題の場合もあるだろう．とはいえ，すんなりと糖尿病治療に取り組むことができている人がそうでない人よりも心理的に健康であるということではなく，私たちは誰しも何かしらの課題を抱えながら生きているため，抱えている心理的課題の違いによって，治療に積極的に取り組めるか否かが分かれているように思う．糖尿病者に対する心理療法的アプローチにおい

ては，そのような糖尿病者自身の心理的課題に焦点を当て，その課題をどのように乗り越えていけばよいのかをともに考えながら関わっていくことで，少しずつ治療に取り組んでいけるようになることが起こると考えられる．

❖ 糖尿病者を理解すること

　このように考えていくと心理療法的アプローチにおいては，血糖コントロールを良好にすることを必ずしも直接的な目標としているわけではないといえる．それよりも糖尿病者に関わる際により重要であると私が感じているのは，非常に基本的ではあるが，目の前にいる糖尿病者を理解「していく」ことである．「この方は糖尿病にどんなイメージをもっているのだろう？」「どんな思いで治療に取り組んでいるのだろう？」「長年の経過のなかで，糖尿病に対する捉え方に変化はあったのだろうか？」といった糖尿病に関わる視点もあれば，「どんな家族のなかで育ってきたのだろう？」「どんな学生時代を過ごしたのだろう？」「趣味はあるのだろうか？」などの，より個人的な視点もあるが，さまざまな側面からその人を理解しようとするなかで，「なぜ糖尿病治療に主体的に取り組むことが難しいのだろう？」という視点も浮かび上がってくる．

　糖尿病に主体的に取り組めないことについて理解を進めていくと，その糖尿病者の抱える深い心理的課題と結び付いていることがある．これまで誰かに自分を大切にしてもらったという体験がとても少なく，自分で自分の身体を大切にするということに実感がもてない，「おなかいっぱい食べる」という最も基本的な欲求充足の手段がないと，こころが満たされる感覚を得られにくい，周囲の人にわかってもらえた体験の少なさから糖尿病のことも打ち明けられず，他者との関係のなかでコントロールすることが難しいなどといったことである．これらはあくまで一例にすぎないが，糖尿病者の語りを聴いていくなかで，家族や友人，職場の人などさまざまな人間関係，幼少期からのさまざまな感情体験，自身の感覚などが多く語られることは事実であると思う．糖尿病コントロールに主体的に取り組めないことには，糖尿病者自身のそれまでの生き方が関わっており，生まれ

もったパーソナリティ，育ってきた環境，家族関係，さまざまな人との間で結ばれてきた関係や，その関係のなかでの体験など，その人のありよう全体から細やかに理解していくことが必要となる．

このような理解は決して，糖尿病者自身によって語られる内容のみからなされるわけではない．その糖尿病者がこれまでとってきた人間関係のありようがセラピストとの関係のなかで表れてくる場合もあり，セラピストがその糖尿病者との二者関係を客観的に捉えることによって，その人の理解に結び付くこともあるだろう．また，糖尿病者の服装や髪型から受ける印象，表情，話し方などから受け取ることのできるありようもあれば，描画など，言葉以外のさまざまな表現が大きな手掛かりとなる場合もあるだろう．そのような多くの視点から理解「していく」ことで，その糖尿病者のありよう全体を捉えることへとつながっていくのである．

では，心理療法場面においてセラピストが糖尿病者を理解していくことで，何が起こるのだろうか．そこには3つの意味があるのではないかと考えている．1つ目は，セラピストにとって，「一人ひとり」の糖尿病者に添った関わり方がみえてくるということである．糖尿病にどのようなイメージをもっているのか，どのような関わりの時にどんな気持ちをもちやすいのかということなど，その糖尿病者のありようを理解していることで，その人に添った関わりを安心して行いやすくなるように思う．理解を広げておくことにより，その後に生じてくる糖尿病者の変化にも応じやすくなるだろう．2つ目は，糖尿病者にとって，自分を理解しようとしているセラピストからの質問に答えたり，その答えに対するセラピストの反応を受け取ったりすることで，糖尿病者自身が自分についての理解を「深めていくこと」である．一般的に心理療法の場において，クライエントが自分について語る時には，決して自分がわかっていること，知っていることのみが語られるわけではなく，語るなかで初めて，自分がそう感じていたと気付くということは，よく生じることであるといえる．守られた関係のなかで自分について語ることで，「自分は糖尿病についてこう思っていたんだ」「こういう気持ちになった時に食べたい気持ちが止められなくなってしまうのかもしれない」など，その語りが糖尿病者自身にも跳ね返って受け取られることとなる．そして3つ目は，糖尿病者にとってセラピスト

に理解されているという感覚をもつこと自体が，糖尿病に主体的に取り組んでいこうと思うきっかけになるということである．先ほどの例に当てはめて考えてみると，自分自身のことをセラピストに丁寧に理解してもらえているという感覚をもつことで，それまでより少し自信がもてるようになったり，自分を大切にしようと感じたりするかもしれないし，満たされているという感覚を人間関係のなかで得られるようになれば，食べることに過度にこだわらなくてもすむようになることもあるだろう．また，セラピストに気持ちをわかってもらうという体験を続けることで，周囲の人にも自分の糖尿病のことを少し話してみようかなという積極的な気持ちが起こるかもしれない．これらもまた一例であることに変わりはないが，このようなセラピストとの関係における体験が糖尿病者にとって治療に主体的に取り組むことへとつながっていくのだと考えられる．目の前の糖尿病者のすべてを理解することはできないかもしれないが，糖尿病者の語りを聴き，理解しようとしていくことは，糖尿病者のこころに変化が生じるきっかけとなるのではないだろうか．

◆ 心理療法的アプローチと「守り」

ここまで述べてきたように，心理療法的アプローチにおいては糖尿病者によって，以前から抱くさまざまな気持ちが語られたり，身近な人との間における複雑な思いが語られたりするなど，それを語り始める前には起こらなかったようなこころの動きが生じることになる．それは糖尿病者自身が，自分の人生を発見的に，創造的に生きていくにあたり必要なこころの動きであるが，同時に，それまで保っていた自分のこころが開いていき，不安定な状態になることでもある．そのため，心理療法的アプローチにおいては「守り」が必要となる．話を聴く場所や時間を一定にするといった構造の面から糖尿病者に安定した場を提供することも「守り」の一つであるし，糖尿病者には医師をはじめ，多くの専門医療スタッフが関わることとなるため，話を聴いているセラピスト自身が他の医療スタッフとの関係のなかで協働していける環境にあることも，結果的に糖尿病者を守ることにつながるだろう．また，気持ちの面だけに焦点を当てて話を聴くのではな

く，その糖尿病者の現実的な生活についてセラピストが知っておくということも，糖尿病者のこころを守ることにつながる場合が多いように思う．このようなことは，決して糖尿病者の心理療法に限ったことではないが，糖尿病者，セラピストがともに守られる環境があってこそ，二人の間でのこころの作業が進んでいくのだといえる．

❖ おわりに

　ここまで，糖尿病者に対する心理療法的アプローチについて述べてきたが，実際にはそのプロセスは簡単なものではないし，長い時間のかかるものでもある．糖尿病者が「生きる」ことをみつめていく作業であると考えると，終わりがないものともいえるかもしれない．そのなかでも，糖尿病者がセラピストとの関わりを通して，糖尿病を抱えたうえでの自分の人生を少しでも生きやすく感じられるようになることが，心理療法的アプローチの目標だといえるのではないだろうか．

　本稿では，糖尿病者に対する心理療法的アプローチについて一般的な内容を述べるにとどまったが，はじめに述べたように，心理療法には「このような人にはこんな関わりをすればよい」というような決まった方法があるわけではないため，糖尿病者とセラピストが出会い，関わっていくという実際の過程に添って，その意味を考えていくことが何よりも大切になると思われる．その人のあり方，周囲の人との関係，それまでの生き方などがどのように絡み合い，糖尿病者と糖尿病との関わりに影響を与えているのか，個々の症例を検討することにより考えられる知見を積み重ねていくことは，糖尿病者における心理療法的アプローチというテーマ全体の大きな課題であるといえるだろう．

文献

1) 河合隼雄(1992)心理療法序説，岩波書店，東京

（千葉友里香）

変化ステージモデル
――時間の経過のなかで起こる変化の過程

>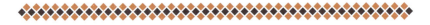
> ここがポイント
> - 人の行動変化は四つの要素で規定されている．変化プロセス（心理学的方法），決断バランス，自己効力感，そして変化ステージである．
> - 5段階の変化ステージを通じて，行動変化が完成する．重要なことは，変わる・変わらないは時期（準備状態）に依存しており，固定したその人の特性ではないという視点である．
> - 臨床場面では，変化ステージの厳格な分類にこだわる必要はない．むしろその理念を活かすことを大切にしたい．

❖ 糖尿病治療のアウトカムに大きな影響を与えるのはセルフケア（自己管理）行動の程度である

- 糖尿病治療の大部分の時間は患者の日常生活のなかにある．医療者との接触時間（あるいは直接治療時間）はごくごくわずかである．だから，糖尿病治療のアウトカムに大きな影響を与えるのはセルフケア（自己管理）の程度である．"飲まない薬は効かない"．
- 自己管理――適切な療養行動（食事，運動，薬物，血糖測定，フットケア，定期的通院，など）が行われるかどうかには，いくつかの心理社会的要因および身体的要因（例：神経障害は運動の阻害要因になる）が関係している[1]．
- 心理療法は人の行動や気持ちを変えることをテーマにしている．プロチャスカら[2]は各種の心理療法の基本となる概念（どのような方法で行動や気持ちを変えるか：変化プロセス）を抽出し，健康増進行動（モデルは禁煙）にそれらがどう用いられているかを明らかにした．それが多理論統

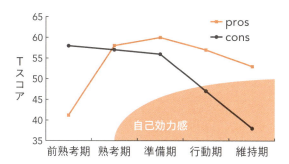

図15 多理論統合モデル：変化ステージ，決断バランス，自己効力感の関係
〔石井 均(2011)「多理論統合モデル(変化ステージモデル)」の本質と方法論．糖尿病医療学入門——こころと行動のガイドブック，医学書院，東京，p.156より一部改変〕

合モデル(transtheoretical model)である[3]．

- 多理論統合モデルによれば，「人がどのように変わるか」は四つの要素で規定されている．**変化プロセス**(心理学的方法)，**決断バランス**〔肯定的な意見(pros：プロズ)と否定的な意見(cons：コンス)〕，**自己効力感**(self-efficacy：実行できる自信)，そして**変化ステージ**(いつ変わるか：行動変化の時間軸)である(**図15**)[4]．
- 多理論統合モデルを理解することは，セルフケア(自己管理)の支援に有用である．

❖ 行動は時間とともに変化していく．どのような準備状態にあるか(変化ステージ)を知ることによって，どれが変わりやすいか，どれに時間がかかるか，行動別に予測できる

- 変化ステージは5段階ある．それぞれの段階の定義を**表11**に示す．
- 変化ステージは目標とする行動ごとに評価する．患者がそれぞれの行動目標について上記のどの段階にあるかを選択する．一人の患者でインスリン治療は維持期だが，食事療法は前熟考期というようなことがある．

表 11 変化ステージの定義

ステージ	定義
前熟考期	1) 6カ月以内に行動変化を考えていない 2) (基準となる行動/勧められた行動を)始めるつもりはない，できない
熟考期	1) 6カ月以内に行動を変化するつもりがある 2) (基準となる行動/勧められた行動を)していないが，始めようかとは考えている．まだ迷っている
準備期	1) 1カ月以内に行動を変化する(基準となる行動を始める)つもりがある 2) (基準となる行動を)していないが，すぐに始めるつもりがある 2') (基準となる行動を)していないが，少しずつ近付けていくつもりがある
行動期	基準となる行動(望ましい行動)を行っている．ただし，その行動を始めて6カ月以内である
維持期	基準となる行動(望ましい行動)を行っている．その行動が始まってから6カ月を超えている

〔石井 均(2011)糖尿病療養行動を促進する．糖尿病医療学入門——こころと行動のガイドブック，医学書院，東京，pp.92-157 より引用〕

「インスリンを打つから食べてもいいだろう」「食べたいから打つ」というような場合である．
- 厳密にいえば，人全体としてどの段階という評価のしかたはできない．たとえば，食事療法や，薬物療法ができていなくても，通院していれば少なくとも定期的通院という目標に対しては，準備期以上である．
- 目標行動に対して，それが実行できていると判断する基準が必要である(例：1日30分の歩行を週3回以上)．目標は学会などでコンセンサスの得られている基準にする．これがしっかりしていないと，行動期，維持期の判断は信頼できないものとなる．
- 目標を個人に合わせる場合は，基準を変えるより，到達目標段階を変える．たとえば，運動に関しては準備期でよい，など．
- 変化ステージの重要なところは，変わる，変わらないは時期(準備状態)に依存しており，その人の特性ではないという視点である．

◆ 本人の考え方や感情が変わることが行動変化につながる．また，行動が変われば考え方や感情が変わる

- 決断バランスの相対的な重み(それぞれの意見の数)が変化すれば，変化ステージが変わる(図15)．

表 12　変化プロセス

1.	Consciousness raising	問題を意識化すること，意識を高めること
2.	Dramatic relief	問題についての感情を明らかにする，体験する
3.	Environmental reevaluation	問題が環境に与える影響を考える
4.	Self-reevaluation	問題と自分との関係を見直す
5.	Self-liberation	変化を決断する
6.	Counterconditioning	問題行動に替わる健康行動や考え方をとる
7.	Stimulus control	問題行動の引き金を避ける
8.	Reinforcement management	行動できたことに報酬を与える
9.	Helping relationships	他者の力を借りる
10.	Social liberation	問題行動についての社会的基準を認識する

〔Prochaska JO, DiClemmente CC, Norcross JC (1992) In search of how people change：Application to addictive behaviors. Ame Psychol 47：1102-1114／石井均 (2011) 糖尿病療養行動を促進する．糖尿病医療学入門——こころと行動のガイドブック，医学書院，東京，pp.92-157 より引用〕

- 診察のたびに，目標に対してどのような肯定的な意見と否定的な意見をもっているかを尋ね，肯定的な意見が増え，否定的な意見が減らせるように援助する．
- そのための方法として，変化プロセス 10 項目（方法）が選ばれている[2,3]（**表 12**）．考えや気持ちの変化を援助するプロセス（1.～5.）と行動変化を援助するプロセス（6.～10.）に分かれる．これらの方法の詳細は文献などを参照されたいが，これらのプロセスを変化の準備状態（変化ステージ）に合わせて使用することによって，肯定的な意見と否定的な意見の相対的な重みを変えていく援助をする．

❖ 前熟考期は変化へのエネルギーが最も低い段階である．変化に対する負のエネルギー（抵抗）が存在するともいえる

- 前熟考期は決断バランスからみれば，肯定的な意見が最も少なく，否定的な意見が最も多い段階である（**図 15**）．（統計学的に）否定的な意見が多いということは単なる無関心ではない．嫌だというはっきりした見解（抵抗感）をもっていることになる．無関心は肯定も（少）ないが，否定も（少）ない．

- 見向きもしたくない，向かい合いたくない，知りたくない，知らないですませたい，逃げたい，振り返る必要はない，エネルギーや時間がない，くたびれた，希望がない，放っておいてほしい，関心が湧かない，できない，怖いなど，多様な心理状況が含まれる．まとめると問題に向き合うエネルギーがない．
- 前熟考期は，いつ抜け出すかわからない，いつ変化が起こるかわからない，少なくとも6カ月以内に変化する気はないという段階である．つまり，変化ステージのなかで唯一，時間の予測ができない段階である．
- したがって，医療者側からは「変化が起こらない」人，「何も気にしていない」人，「平気，病識がない，なんともないと思っている」人，とみられていることが多い．

❖ 前熟考期では語ることを援助する，聴くことに努める．前熟考期の対応には禁忌がある

- 前熟考期における有効な関わり方と，してはいけない関わり方を**表13**に示す．
- 変化への抵抗感が強いわけで，まずそれは何かを尋ねる．「そのこと（例：食事療法）についてどのように感じておられますか」．患者がそれを語る時，負のエネルギーは一時的に高まるかもしれない．しかし，語ることによって，consciousness raising（問題を意識化すること，意識を高め

表13 前熟考期の関わり方

ステージ	定義	Don't してはいけない関わり方	Do 有効な関わり方
前熟考期	1) 6カ月以内に行動変化を考えていない 2) （勧められる療養を）始めるつもりはない，できない	1) 患者が治療に取り組むのは当然だと思い込んではいけない．力で説得しよう（変えよう）としてはいけない 2) 知識や警告が自動的に行動変化を生むと思ってはいけない 3) 糖尿病への感情面での不適応を無視してはいけない	1) 患者の考え方や感情を理解する 2) 問題への気付きを援助し，関心を高める 3) 感情的体験をした機会を見逃さない 4) 治療の必要性と有効性に関する情報を提供する

〔石井 均（2011）糖尿病療養行動を促進する．糖尿病医療学入門——こころと行動のガイドブック，医学書院，東京，pp.92-157 より引用〕

ること），dramatic relief（問題についての感情を明らかにする，体験する），self-reevaluation（問題と自分との関係を見直す）などが自然に行われていくことになる．たとえば，間食をたくさんとる（それが制限できない）ことに関連して，処理しきれない不安やストレスを解消するためであることを患者が気付く，というようなことが起こる．
- 感情的体験とは，こころに響く，感情的に揺さぶられるような経験をいう．たとえば，強い合併症をもつ人との出会いなどである．このような時，本人のなかで強烈に治療の必要性を感じることがある．その機会を見逃さない．
- 禁忌はその逆をすることである．前熟考期にある人に説得してかかろうとすると，逆効果を生みやすいことをぜひ覚えておいてほしい．
- 前熟考期以外の各ステージに対する介入法は成書を参照されたい．

❖ 全体の流れを思いながら，患者とともに課題に取り組んでいくこと

- 変化ステージの段階分類を厳密に考えると（ある基準行動に入るかどうかで評価すること），このモデルが研究用につくられたということもあって，患者の主体性を尊重するという糖尿病臨床の考え方と一致しづらい点もある．
- したがって，臨床的には多理論統合モデルとしての総合性や理念を活かすことを大切にしたい．たとえば，筆者との対談のなかで話されたプロチャスカ博士の次のような考えをくみ取ることである[5]．

　この変化ステージという考え方によって，行動変化過程を時間の経過の中で捉えることができるようになったのです．変化は一時的に起こる出来事ではなくて，時間の経過の中で起こる過程なのですね．
　先生がおっしゃったとおりで，糖尿病教室の期間中に前熟考期の患者さんが自身の問題について考え始めれば，それは前進であり変化であるわけです．この考えがなければ，われわれがやる気を失うだけでなく，患者さんもやる気を失ったり，自分は変わるスピードが遅くて

先生を落胆させているのではないかと感じることもあるでしょう．

　変化ステージの考え方は，人がいかに変わるかについてより楽観的な見方を提供してくれたと思います．

文献
1) 石井　均(2011)患者がどう考えているかが糖尿病治療行動を決める．糖尿病医療学入門——こころと行動のガイドブック，医学書院，東京，pp. 26-87
2) Prochaska JO, DiClemmente CC, Norcross JC(1992)In search of how people change：Application to addictive behaviors. Ame Psychol 47：1102-1114
3) 石井　均(2011)糖尿病療養行動を促進する．糖尿病医療学入門——こころと行動のガイドブック，医学書院，東京，pp. 92-157
4) 石井　均(2011)「多理論統合モデル(変化ステージモデル)」の本質と方法論．糖尿病医療学入門——こころと行動のガイドブック，医学書院，東京，pp. 92-102
5) 石井　均，津田　彰(2007)医療者にとって「多理論統合モデル(変化ステージモデル)」とは何か——Prochaska JO 先生(ロードアイランド大学教授)に聞く．糖尿病診療マスター 5：181-192

　　　　　　　　　　　　　　　　　　　　　　　　　　（石井　均）

コーチング
──その人が望むところまで送り届ける

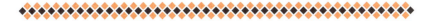

ここがポイント
- 臨床コーチングの活用で，患者が前向きになる．
- コーチングスキルは，身に付くと自然体になる．
- 患者と対話するためのヒントを一緒に探す．

❖ 糖尿病医療学の本質とコーチングの関係[1]

　われわれ医療者は，患者に何とかよくなってほしいという気持ちから，ともすれば「患者の行動を変えなければならない」を前面に出しがちであり，さらに患者中心の行動変化は必ずしも医療者にとって都合のいいことばかりでないので，困ってしまうことがよくあります．

　糖尿病医療学の本質は，治療法の科学的成果を患者の手に渡していくプロセスであり，医療者−患者が，糖尿病治療の目標を理解しあい，治療法を協同して設定し実行し，その結果をみて再設定していくことです．この中心的構想として「エンパワーメント」「患者中心ケア」があります．このプロセスを経て，患者の課題に対して医療者も同種の困難や悩みを共有し，ともに問題に取り組んでいく関係となりうるのです．

　この糖尿病医療学を実践するための技能に「聴く力」「続ける力」「待つ力」があります．この技能を知識として理解し簡単に実践できればよいのだが難しい，と感じておられる方が多いと思います．実践に必要な技能・態度を会得するために臨床心理学や認知行動療法などを学んで患者心理を深く理解することが重要であることは間違いないが，忙しい臨床現場では

現実的でなく，より簡単に取り組む方法の一つに「コーチング」があります．筆者がコーチングを臨床現場に活用し実践していくなかで，糖尿病医療学の本質である「医療者-患者が一緒に目標・治療法・成果を協同で設定し共有できること」を実感し，糖尿病医療学にコーチングは有用であると確信しています．

❖ コーチングとは[2]

コーチングとは，「人間の潜在能力を開放し，その人自身の能力を最大限に高めること」(Whitmore J)であり，まさにエンパワーメントに類似しています．コーチングの語源は，馬車のことを指すといわれており，由来としては「その人が望むところまで，送り届けること」という意味があります．言い換えると，コーチングは，「人は無限の可能性をもっている」「人が必要とする答えは，その人のなかに眠っている」という基本理念に従って，人の目標や希望を達成するために，その人のなかに眠っている答えを引き出し，自発的行動を促していくコミュニケーション法です．

❖ 臨床コーチングとは

医療現場に有用なコミュニケーションとして，コーチングをわかりやすく，取り組みやすくしたものです．精神科医奥田弘美医師が，ビジネス向けコーチングプログラムを，主に医療現場向けに体系付けしたものを，メディカルサポートコーチング[3]と名付けました．臨床コーチングは，これを中心に発展させたもので，日本臨床コーチング研究会[4]として啓発普及活動を行っています．医療現場では，医療コミュニケーションスキルとして，スタッフ間のコミュニケーションスキルとして，医学教育・後輩指導への応用スキルとして活用が期待されます．

❖ 臨床コーチング概論[2,4,5]

医療の現場は他の職場にあまりない3つの特殊性があります．専門家の

コーチング

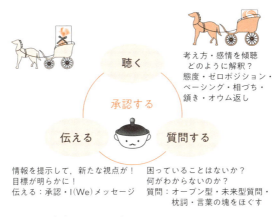

図16 臨床コーチングとは

集合体で非常に多い情報が速いスピードで流通し，多数の専門家が関わっています．また，病気をもった方の心理状態の理解・共感とともに超高齢社会という環境で，理解力が低下した方との高いコミュニケーション術が求められています．さらに，コミュニケーションに関する教育を受ける機会がほとんどなかったのです．

これから，「なぜ，うまくいかないんだろう？」「どうしていいのかわからない！」を解決する臨床コーチングスキルをご紹介します．コアスキルには「聴く」「質問する」「伝える」「承認する」があります（図16）．

コアスキル1「聴く」

人は，自分のことを聴いてくれないと，相手のことも受け入れられないという特性をもっています．「聴く」意味を理解し，実践することは，基本的な信頼関係と親密度を構築するために，非常に重要です．

● スキル①「ゼロポジション」

会話の際，相手の話をしっかりと受け止める聴き方の基本です．相手に対する先入観を排除して会話に臨む，聴きながら自分の思考を極力抑える，相手の話の途中で話し出さない，沈黙を利用するなどがあります．

● スキル②「ペーシング」

「合わせる」という意味のスキルで，人は同じということで安心感を高め

る特性をもっています．まず，視線の高さを柔らかく合わせ，声の調子，高低，大きさ，テンポ，相手のムードなどもできるだけ合わせます．

● スキル③「頷きと相づち」

会話中，温かい頷きと相づちをできるだけたくさん入れることで，「あなたの話をもっと聞かせて」というメッセージを送れます．

● スキル④「オウム返し」

相手の語尾を繰り返すことで，「あなたの話を受け止めています」というメッセージを送れます．

例：「今日は調子がいいです」
　　⇒「調子がいいのですね」

コアスキル2「質問する」

悩んでいる人，目標が定まらない人の頭のなかは混沌状態です．相手のなかからアイデアややる気を引き出す質問をすることで，相手に気付きをもたらし，行動を促します．その手法に変化を促す質問があり，4つのアプローチがあります．

変化を促す質問（4つのアプローチ）

（1）現状維持の不利益：「もしいまのまま何も変わらなければ，どんな結果になると思いますか？」

（2）変わることの利点：「体重が減ると，どんな利点があると思いますか？」

（3）変化に対する楽観性：「この変化を成し遂げるのに，どれくらい自信がありますか？」

（4）変化の決断：「どういうことであれば，やってみてもよいと思いますか？」

● スキル①オープン型質問を有効に使う

「はい」「いいえ」で答えが完了する質問の仕方をクローズド型質問，完了しない「どう思うか？」「どう考えるか？」といった質問の仕方をオープン型質問といいます．オープン型質問をすると相手が自分の言葉で話そう

とするため，話題や情報が得られやすく，会話の内容が広がり次につなげることができます．また，多くのクローズド型質問はオープン型質問に変換できます．

　例：「その後，変わりはありませんか？」
　　　　⇒「その後，いかがですか？」
　　「気分はよいですか？」
　　　　⇒「気分はどんな具合ですか？」
　　「先月の食事療法は守れましたか？」
　　　　⇒「先月の食事療法はどんな感じでしたか？」

●スキル②未来型，肯定型の質問を活用する

　焦点を未来に向けた，否定語句の含まない質問で，やる気や行動力を引き出す質問です．

●スキル③塊をほぐす

　漠然とした言葉の塊を，オープン型質問を多用してほぐしていくことで，相手との言葉の壁(微妙なニュアンスやイメージ)を薄くすることができます．

　例：「血糖値改善はあなたのために大切だと感じていらっしゃるのですね．できることがあれば教えてください」
　　　　⇒「運動をします」

塊をほぐす質問

　「血糖値改善のために取り組めることは？」
　　⇒「運動をします」
　「運動の種類は？」
　　⇒「ウォーキングです」
　「いつ行いますか？」
　　⇒「仕事から帰って」
　「夕食との関係は？」
　　⇒「夕食後にします」
　「どれくらい？」
　　⇒「30分程度」

「ビールはどうしますか？」
　⇒「風呂上がりに」
サマライズしてお返しするとより効果的
　「血糖値改善はあなたのために大切で，そのために運動を，仕事から帰って，夕食後に，30分程度，ウォーキングをされ，ビールは風呂上がりですね」

コアスキル3「伝える」

　しっかり聴き，自分のために質問してくれた相手に対しては，話し手も，「あなたの言うことなら，耳を傾けましょう」という気持ちになるものです．有効な伝え方のスキルを使って，さらに相手に受け入れやすい言い方ができれば，コミュニケーションはすばらしいものになります．

●スキル①「許可をとる枕詞を使う」
　相手に許可を求める枕詞を使うと，その後のメッセージの通りが非常によくなります．
　例：「これは私の意見ですけど，聞いてもらえますか？」
　　　「ちょっと耳の痛いことなんですけど，言ってもいいですか？」

●スキル②「Iメッセージで伝える」
　「私」が主語になる言い方で，相手の行動や態度によって，自分にどのような影響を与えたか，自分がどんな気持ちになったかを伝えます．感想を伝えるのと同じなので相手に受け止められやすく，メッセージが評価や断定という側面をもたないため，相手のこころにそのまま届きます．これは相手の自己効力感が高まり，自信がついてきます．
　例：「私は，あなたが運動をがんばってくれるので，とっても嬉しい」
　　　「(私は，)あなたの食事療法への取り組みは，すごいと思っています」
　　　「これだけきちんと血糖値と血圧を測定するのはとても大変だったでしょう(と，私は思います)」

参考
- Youメッセージ：「あなた」を主語にする伝え方で，「あなたは，〜ですねえ」という言い方だと，断定や評価をしてしまう危険性があり，真意

が伝わりにくいので注意が必要です．

　　例：「（あなたは）よくがんばりましたねえ」
- Weメッセージ：「私たち」を主語にすることで，「Iメッセージ」よりも力があり影響度が強い伝え方です．大勢の前で使うとより効果的です．
　　例：「私たちスタッフ一同，とても感謝しています」
　　　　「あなたのことを，みんなで心配していました」

コアスキル4「承認する」

　相手の存在・行動・状態を認めて，言葉にして伝えることです．

　人に認めてもらうと，行動を起こすエネルギーが高まります．「挨拶」や「声がけ」も承認の一つです．

　医師や看護師が，普段，患者に行っている挨拶や声がけ，「おはよう！」「具合はどうですか？」「がんばってますねえ！」なども，実は相手を「承認」していることになります．また，事実を伝えるというだけの簡単な「承認」の方法があります．患者に「今日は雨なのに，よく来られましたねえ」「よくここまでがんばれましたねえ」「大変だったわねえ」などと，気付いたことをそのまま伝えればいいのです．相手の行為について「気付いている」「知っている」ということをそのまま言葉で伝えるだけでも，相手は十分に認められた，承認されたと感じるものです．

ほめる

　日本人は，叱ることはあっても，ほめて激励する習慣は少ないです．最も一般的な「承認」の表現が，「ほめる」です．ただほめすぎると，評価されたと感じ取られるため，過大にならないことがポイントです．

　　例：「さすがですねえ！」「すごいですねえ！」
　　　　（プロモータータイプ*に有効）
　　　　「ありがとう」「あなたのおかげですよ」
　　　　（サポータータイプ*に有効）

自分に対して「承認」スキルを使う

　自分の存在を承認できないと，他者の承認は難しいものです．「私はダ

---

*　人は，自己主張と感情表出により，コントローラー・プロモーター・アナライザー・サポーターの4つのタイプに分かれます．それぞれで，スキルの使い方を変えるとより効果的といわれています．

メな人間だから」「私にはよいところがないから」という人がいますが，よいところのない人はいません．ある分野に関して疎くても，他の分野に関して強いかもしれません．たとえば，「今日も元気に仕事ができた」「今日はミスが一つしかなかった」というように，ご自分に対する「承認」をしてみてください．

❖ 糖尿病臨床でよく遭遇する場面での困り感

　糖尿病療養には「禁煙」「食事療法」「運動療法」「薬物療法」が重要であることを知識として理解している医療者は，患者についつい「禁煙しましょう」「間食は控えましょう」「運動しましょう」と伝えてしまいます．しかし伝えただけで患者が実行してくれるでしょうか？　たしかに一部の患者は行動変容してくれますが，多くの患者は変わってくれません．そこで医療者は「困ったな」「どうしたら変わってくれるのだろうか」と思い悩んだ経験をおもちだと思います．

❖ 困り感の理解とギャップを埋める

　その困り感は誰の困り感でしょうか？　医療者の困り感であって，決して患者の困り感ではありません．ギャップを埋めるには，患者の困り感を医療者が理解することが，重要なのです．

❖ 説得と納得の違い

　医療者が患者に「健康に悪いから禁煙しましょう」と説得して，禁煙してくれるでしょうか？　この説得の主体は医療者であり，患者が禁煙のよいところを感じて前向きに動くことで主体が患者になり，納得となるのです．

❖ 知識を実践に移す技能と態度

　行動変容を強要するのでなく，自ら宣言し実行していただける時，支援

者は嬉しく感じ，モチベーションが上がりますよね．患者の気持ちに寄り添いながら，存在そのものや行動や成果・成長を承認し，話しやすい場面の気配りとともに，傾聴し，オープン型や未来型質問を取り入れ，Ｉメッセージで伝えるなどを意識することで，患者自らが気付き納得して行動を起こすのです．

　コーチングを意識した時と意識しない時の糖尿病療養支援の場面を紹介します．これらを参考に，ぜひ実際に使ってください．明日からの糖尿病療養支援がさらに楽しくなりますよ．

❖ コーチングを意識しない会話例[6]

CDE（糖尿病療養指導士）：こんにちは，薬剤師のＡです．お変わりないですか？
患者Ｂ：変わりないよ．
CDE：お薬は忘れず飲んでますか？
患者Ｂ：まあ，飲んでるよ．

Tips 1
那智勝浦町立温泉病院スタッフ語録5件

①管理栄養士：治療に投げやりな感じのする患者さんが，傾聴することと，よいところを承認することで，言葉数が増えて食事に気を配るようになった．
②薬剤師：自分が患者さんに意見を言うより，患者さんの話を聴くほうが，患者さんとの距離が近くなったような気がします．
③検査技師：糖尿病教室に嫌々来られた患者さんの思いを，コーチングを意識して聴くことで，視線が穏やかになり，最後まで参加してくれた．
④看護師長：スタッフとのコミュニケーションでコーチングを意識することで，相手の気持ちやよさがみえてきて，ついつい抱え込んでいた仕事も，信頼して任せられるようになった．
⑤看護師：塊をほぐす，未来型質問を意識して行ったら，「私のことをよく理解してくれる．またお願いしたい」と言われた．

CDE:じゃあ,数が合ってるか,薬を見せてくださいね.
（薬袋の中を確認する）
全然,数が合わないし,バラバラですよ！
患者B:えっ？　ちゃんと飲めてるはずやけど.
CDE:でも,薬がバラバラですし,きちんと飲めていないようなので,薬を一包化しますから,それで間違えずに飲んでください.
患者B:イッポウカ？？　何ですか,それは？　薬をどうするんですか？

T_{ips} 2
外来患者の78%は2分間で話し終えるので,聴く心構えを養うことが大切です[7]

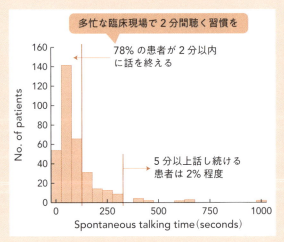

図　Spontaneous talking time of 331 patients at start of consultation in outpatient clinic
バーゼル大学病院内科外来症例
医師:男性11名,女性3名
患者:N=331例,女性53%,平均年齢42.9歳
〔Langewitz W, Denz M, Keller A, et al（2002）Spontaneous talking time at start of consultation in outpatient clinic：cohort study. BMJ 325：682-683 より一部改変〕

CDE：Bさんが薬を飲み間違わないように，薬を一回分ずつ袋に入れるんですよ．
患者B：そんなことしてもらわんでも，薬くらい飲めるわ！
CDE：だから!! 薬を間違わないように，Bさんのためですよ!!

❖ コーチングを意識した会話例[6]

CDE：こんにちは，薬剤師のAです．お変わりないですか？ **(聴く：ゼロポジション)**
患者B：変わりないよ．
CDE：それは何よりです．**(聴く：ペーシング)**
お薬のことで一つ質問してもいいですか？ 薬はどの程度飲めていますか？
(質問：枕詞とオープン型質問)
患者B：まあ，飲んでるよ．
CDE：そうですか．「まあ」って，もう少し具体的に教えていただけますか？
(質問：オープン型質問・塊をほぐす質問)
患者B：ちゃんと飲めているはずやけど．
CDE：ちゃんと飲めているということですが，毎日忘れずに飲むのって本当に大変ですよね．ご苦労さまです．**(聴く：オウム返し・承認する・伝える：Iメッセージ)**
今後のためにお手持ちのお薬の残りの数を，こちらで確認させていただいてもよろしいですか？**(伝える：許可をとる)**
患者B：いいよ．
CDE：(薬袋の中を確認する)数が合わないし，バラバラですね．
私から提案があるのですが，聞いていただけますか？**(伝える：枕詞)**
患者B：いいよ．
CDE：Bさんが，勘違いされて，飲み間違わないように，薬を一回ずつ袋に入れさせていただくのは，いかがですか？ これを「一包化」といいます．**(情報提供)**

患者B：そんなことしてもらわんでも，薬くらい飲めるよ．
CDE：そうですか……，わかりました．ただ先日も，お薬をしっかり飲まれるようになってHbA1cが1%以上改善した方がおられたので，お伝えしたかったのです．本当によくなりますよ．**（情報提供）**
　次回また診察の後に，お会いさせていただけますか？**（伝える：Iメッセージ・約束）**
患者B：はい，いいですよ．

❖ おわりに

　臨床コーチングは，自分を承認しこころのバッテリーを充電した状態で，「相手を認め，感情に焦点を当てる」ことでスムーズに取り組め，使ってよかったという達成感が，必ずわいてきます．理解しやすく取り組みやすい反面，忙しい臨床現場ではonとoffを意識して使い分けることが大切です．また，時々使わないと「鍋・釜」のようにさびてしまいますが，使い続けることで「わざからこころへ」の転換が待っています．今後さらに，動機付け面接法やエンパワーメントといった糖尿病療養行動を援助する技法と融合することで，糖尿病医療学の行動援助が発展することを期待しています．

文献
1) 石井　均(2011)糖尿病医療学入門——こころと行動のガイドブック，医学書院，東京
2) 田口智博編(2016)特集　コーチング，治療 98：1369-1481
3) 奥田弘美，木村智子(2012)メディカルサポートコーチング——医療スタッフのコミュニケーション力＋セルフケア力＋マネジメント力を伸ばす，中央法規出版，東京
4) 日本臨床コーチング研究会
http://rinsho-coach.net(2018年8月6日アクセス)
5) 松本一成(2015)コーチングを利用した糖尿病栄養看護外来——行動変容を促すスキルを身につける，中山書店，東京
6) 松尾　理編(2013)コーチングの基礎から応用へ，学際企画，東京
7) Langewitz W, Denz M, Keller A, et al(2002)Spontaneous talking time at start of consultation in outpatient clinic：cohort study. BMJ 325：682-683

（山本康久）

症例検討会
──当事者だけでは気付きにくい視点がある

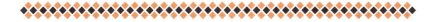

> ここが
> ポイント
>
> ・医療者が医療学的に症例を検討することで得られる学びとは？
> ・症例検討を中心とした患者への関わりの実際とは？

❖ 糖尿病医療学における症例検討の意義

　皆さんは，糖尿病医療学を，どのような学問であると思い浮かべるだろうか．

　また，症例検討というと，どのようなやり方を思い浮かべるだろうか．

　2014年10月11日，12日の2日間にわたって，奈良県立医科大学糖尿病学講座の石井　均先生と京都大学大学院教育学研究科の皆藤　章先生を中心に，「糖尿病医療学研究会」(現，日本糖尿病医療学学会)の記念すべき第1回目が，奈良県橿原市で開催された．

　参加者は2日間で270名にも及び，その内容はこれまでの糖尿病領域の学会や研究会とは大きく異なっていた．特徴は，①発表のほとんどが症例検討だったこと，②その検討内容はHbA1cなどのアウトカム研究ではなく日常臨床で医療者が糖尿病患者と関わるなかで窮しているさまざまな問題を含んでいたこと，③各セッションごとに医療者と臨床心理士2名の座長を置いたこと，そして，④フロアで症例のグループ討論が行われたことである．

　また，ここでの症例検討のもう一つの特徴は，症例提示発表者と座長が

事前にやり取りを行い，発表内容やフロアでのディスカッションポイントを話し合っていたことである．この作業のなかで，発表者も座長も症例への理解が深まり，限られた発表時間と討議時間をより有効に活用できた印象があった．

さらに，この時の研究会で印象的だったのは，多くの発表者の以下の言葉であった．

「私は，この患者さんのこと，知っているつもりでいました．でも，根本が聴けていないと思いました」

「関わりが形骸化していたなあ，と思いました」

私は，これらの発表者の言葉をかみしめていた．発表前の座長とのやり取り，そして，フロアの討議，座長のコメント，それらから発表者は何に触れ，何に気付いて，こう感じたのだろうか．この答えは，糖尿病医療学的に症例を検討することのなかにあるのではないかと思う．そこで，糖尿病医療学についてあらためて考えてみたいと思う．

石井先生は，糖尿病医療学研究会の抄録集の冒頭の挨拶で，「日常臨床において重要な糖尿病をもつ一人ひとりと私たちとの関係のあり方を学んでいく領域を『糖尿病医療学』と表現した」と述べている．ここで注目すべきは，われわれが向き合う患者のみに注目しているのではなく，「患者と私たちとの関係のありかたを学ぶ」という点である．

臨床の現場で，われわれ医療者は，患者と自分の間に生まれる関係性全体も抱えて生きていかなければならない．そして，その関わりを抱えるということは，われわれが糖尿病という疾患のみならず，生活者としての患者のさまざまな事情，苦しみとともに歩んでいくということである．さらに，エンパワーメント*の立場から，われわれは患者の事情や苦しみの肩代わりをして問題を解決するのではなく，患者がそれを引き受けて生きていくことを，寄り添って支え続けることになる．この協働作業は，われわれにとっても非常に苦しく，その苦しみから解放されたいあまり，すぐにわれわれは科学としての医学の立場に翻って，急性期モデルに身を置き，パターナリズムを振りかざして，医学的な規範から患者を誘導したくな

---

* 糖尿病におけるエンパワーメントとは「患者に糖尿病を手渡す/患者が糖尿病であることを引き受け成長する/医療者もともに学び成長する」こと（石井　均先生による）．

る.たとえ,見た目は「あなたのためを思って,われわれはこう提案しているのですよ」と優しさからの行為にみえたとしても,それは患者が自分で問題解決をする力を得たことにはなっていない.急性期モデルに陥りがちなわれわれが,意識してそうならないようにするためには,患者の行動や考えに注目するだけでは不十分で,自分自身が,どう考えて,どう行動するかを常に意識することがとても大切である.しかし,それはとても難しいことなのである.

　これらのことは,教科書を勉強するだけではなかなか身に付かない.筆者は以前,雑誌『糖尿病診療マスター』(医学書院)で,患者に何かをするためのDoingの学びのみならず,われわれがどう感じどう考えるかのBeingの学びも大切だと述べた[1].このBeingの学びを深めるために有用なのが,この研究会で行われた症例検討だと考える.症例検討では,時間をかけて生活者としての患者を検討できると同時に,関わりの現場ではなかなか気がつかない自分達の患者への働きかけもみえてくる.このような気付きは自分一人で振り返るだけではなかなか得られにくい.当事者はどうしても必死になってしまうため,当事者以外の視点,また,他職種の視点から一つの関わりを考えることがとても有用になってくる.これを具現化しようとした試みが,医療学研究会であったと考える.

　この研究会において,フロアからのさまざまな意見や座長の言葉などから,関わりの現場では気付かなかった患者や医療者,そして双方の関係性の新たな側面を知ることができ,発表者は,まさにご自身のDoingのみならずBeingの学びをも得たのではないだろうか.そして,前述のような気付きの言葉につながったのではないだろうか.そして,これが糖尿病医療学的に症例を振り返ることの重要な意味なのではないだろうか.

　筆者は,研究会での熱意に満ちた発表や発表者の真摯な語りを拝聴するなかで,以上のような症例検討の重要性をあらためて考えていた.

❖ 糖尿病医療学的症例検討の実際
——当施設の場合

　さて,糖尿病医療学は,「さまざまな臨床場面での糖尿病患者と医療者

の言葉や態度を通じたつながりに関する知識や経験を集積していく学問」とも位置付けられている[2]．

　筆者の施設では，これをチームで考えていくために病棟で入院糖尿病患者を対象に月に1～2度，医師，看護師，その他医療スタッフ自由参加の症例検討(名称：症例心理カンファレンス)を行っている．ここでは，われわれスタッフの何らかのセンサー(病気の受け入れ，セルフケア行動，家族との関係等々)に引っかかった患者が取り上げられる．その目的は，まず，心理社会的側面にも目を向け，深いレベルで糖尿病を抱えて生きる患者を理解すること，もう一つは，患者のその時その時の準備状態に応じた支援を皆で模索することである．

　開催当初は退院後の患者の振り返りを行うことも多かったが，現在では入院中の患者を対象に行うことが多い．

　ここで，われわれが最も大事にしていることは，自分たちの考えや価値観を挟まずに，「患者そのものをみる」ことである．糖尿病医療学が大切にしている生活者としての患者そのものをみるのである．そのために，症例検討に際してわれわれが必死で行うことは，"素の患者"を把握するために，"素の情報"をたくさん集めることである．この情報がどのくらい充実しているかが，症例検討での議論の深さを大きく左右する．

　そして，この"素の情報"を収集するために最も有効な手段は，とにもかくにも，患者本人から「聴く」ことである．ここで，自分たちの考えや価値観をいかに挟まずに聴くことができるか，が勝負である．これは，よほど意識しないと本当に難しい．そして，このように聴くことで，患者との関係性を築けるきっかけが得られる．「聴くこと」が患者へのアプローチの第一歩であることが，われわれが症例検討を重ねるなかで得た最大の学びである．

▎症例検討を中心とした患者への関わりの流れ

●症例の選出

　症例提示者の提示動機を確認する．提示動機は「なんだか心配」という漠然としたものから「どうして食事療法ができないんだろう」のような具体的なものまでさまざまである．

身体（治療）の位置	こころの位置	環境の位置
病歴 糖尿病の型 インスリン依存度 合併症，併存症 現在のデータ 摂取カロリー 内服薬，インスリン 過去の治療 　　　　　など	本人の関心ごと，心配なこと 健康信念 変化ステージ 本人の糖尿病への思い 本人の治療への思い 本人が考える問題点 PAID（糖尿病問題質問票） 　　　　　など	家族構成 治療の協力者 キーパーソン 職業 生活リズム 食事内容および時間 嗜好品 趣味，夢・希望 　　　　　など

図17　糖尿病患者の3つの位置

● 情報収集

上記を参考に，次回のカンファレンスまでに情報を集める（ひたすら聴く）．

● 患者の位置の確認

次回のカンファレンスまでに患者の位置を確認する．

筆者の施設では，得られた情報を集めて，「いまの」患者の状態を確認するために，「3つの位置」に分けて患者を把握する．すなわち，身体（治療）の位置，こころの位置，環境の位置，の3つである．どこかの領域に患者の情報が偏っていないか確認する目的もある（図17）．

これらの情報はデータベースに記載し，カンファレンス時に参加者で情報共有する．

● カンファレンス開催

当日までに得られた情報を集め，まとめて，情報共有する．それらを基に，患者の準備状態を確認し，今後の関わりを考える．

カンファレンスでのポイント

①「いまの」準備状態を確認する作業はとても大切で，ここに時間をかける．特に，こころの位置での本人の思う変化ステージや，（とってあれば）糖尿病ビリーフ質問表などから，行動目標や糖尿病自体に対する本人の準備状態を確認することを忘れない．

②われわれの思う問題点と，患者が思う問題点をきちんと区別する．た

とえば，患者は運動が問題だと思っている．われわれは食事が問題だと思っている．それを明らかにして，患者はなぜわれわれが医学的に正しいと思う方向を問題だと感じられないのか，その「事情」を患者の語りから考える．強調するが，ここで大事なことは，われわれの考えと価値観をここで押し付けてはならないということだ．チーム皆で医療者側に偏らないように参加者それぞれの視点からチェックする．

●**方針に基づく関わり**
カンファレンスでの方針に基づいて，症例に関わる．
●**振り返り**
さらに，次のカンファレンスで関わりを振り返る．

◆ 最後に
――チームで症例検討をしましょう

筆者は当施設のカンファレンスで症例を検討するたびに，「これが，チームなんだなあ」と感じることが多い．皆藤　章先生が「偶然を味方に付ける」という表現をされることがあるが，なぜかしら，カンファレンスで関わりの方向性を皆で確認しながら必死で関わっていると，すっと患者の方向が変わる時がある．誰か一人の，何か一つの関わりが患者を変える，のではなく，皆の関わりすべてが一つとなり患者に作用するようである．そして，これらは，こちらが意図しても起こらない変化である．

このような変化は，日常臨床のなかできっと自然に起こっていることであるが，冒頭にも述べたように，意識しないとなかなか自分たちの関わりや患者への作用には気がつかない．そこで，チームで定期的に症例検討を行うと，関わりを振り返ることができるのと同時に関わりが可視化され，自分たちの関わりの意味が明らかになり，燃え尽きが防止され，ひいては自分たちがエンパワーされることにもつながる．

患者への関わりに答えはないが，今，目の前の患者にどう関わればいいかを考えたいわれわれにとって，患者を，そして自分たちをも振り返る機会を与えてくれる医療学的症例検討が，広く活用されることを願っている．

文献

1) 北谷真子(2013)臨床心理士との協働体験から――Doing から Being へ．糖尿病診療マスター 11：789-793
2) 石井　均(2013)患者が糖尿病療養に取り組み，継続することの困難への理解と，通常の医学的問題解決法ではないアプローチに医療者が慣れること．糖尿病診療マスター 11：763-766

〔北谷真子〕

医療学研究会
――患者と関わるためのヒントが見つかる

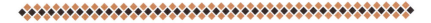

ここが
ポイント

・症例を検討することで,患者のこころに触れることができる.
・研究会に参加することで,自分の感情に気付くことができる.

◆ 釧路糖尿病医療学研究会のはじまり

　糖尿病の臨床現場では,患者心理に配慮した対応をしなければ診療が順調に進まなくなることがしばしば経験されます.そのような場合に「傾聴」「共感」をベースとしたコミュニケーションが重要だといわれていますが,こうした「傾聴」「共感」のコミュニケーションが実際の医療現場で行えるよう,医療スタッフがトレーニングをする機会はきわめて少ないのではないでしょうか？　単なる医学的な糖尿病の知識を修得するだけでは,糖尿病診療ができないことは多くの方が理解されていると思いますが,では実際に何をどのようにしていけばよいかは試行錯誤されている状況だと思われます.

　雑誌『糖尿病診療マスター』(医学書院)の誌上で石井　均先生が『糖尿病医療学』の連載をされていた当時,私はこの内容が難しく正直あまり理解できないで読み飛ばしていました.この連載が1冊の本になり〔『糖尿病医療学入門――こころと行動のガイドブック』(医学書院)〕,まとめて読んでみた時に,今度は何だか少しわかったような気がしていました.これまで暗中模索であった,「傾聴」や「共感」という「コミュニケーション」に手が届くよ

うな気がしていました．でも，実際に目の前の患者に応用しようと思ってもどうしていいかわからない．そこである時，僕は石井　均先生に質問してみました．「先生の『糖尿病医療学』の本を読みましたが，いざ診療の現場で使おうとしても，ちっともうまくいきません」と．石井先生は，正確ではないですがこんな感じでお答えしてくれました．「先生なあ，その本のなかに先生の患者はおるか？　おらんやろ？　その本のなかには多少のヒントになることが書いてあるかもしれんけれども，実際の患者に応用していくのは先生自身なんや．むしろ先生がどのように対応されてどうなったのかを，今度私に教えてほしい」と．概念と実践とのギャップに悩まされている私に，厳しくも優しいお言葉でした．

　でも，やはりどうしていいのかわからない．そんな折，2014年10月11，12日に奈良にて，第1回日本糖尿病医療学研究会が開催されました（『糖尿病診療マスター』14：144）．このような患者やスタッフの「心理」や「人間性」に重点を置いた「糖尿病医療学」の勉強会をどうしても開催したくて，2015年9月12日，釧路CDE研究会主催で「釧路糖尿病医療学研究会」を開催しました．

（古川　真）

❖ 釧路糖尿病医療学ことはじめ

　「患者はなぜ，その時にその言葉を発したのか？　その時の気持ちはどうだったのか？」「なぜあなた（医療者）はそういう感情を抱いたのか？」

　第1回日本糖尿病医療学研究会では，糖尿病患者の『こころ』だけではなく，医療者の『こころ』にまでも重きを置いて，初めて会う人たちと一つの症例についてじっくり検討する．このような会がいままであったでしょうか．研究会が進んでいくなかで感銘を受け，「ぜひ釧路の仲間とこのような形で共有できたらいいな」と思っていた矢先，同行していた古川　真先生から「釧路でも取り組んでみようよ」と声がかかり，釧路の地で糖尿病医療学研究会を開催することになりました．

釧路では，「糖尿病医療学ことはじめ」と題し，参加する医療者が症例患者のこころを知り，寄り添ってほしいという願いを込めて，サブタイトルを「糖尿病患者さんの〈こころ〉を知り〈こころ〉に寄り添う」としました．ここでは，「応答トレーニングシート」（**図18；Tips 3**）を用いて症例を検討しましたが，何よりも大切にしたことは，「具体的応答」で，患者から発せられた言葉に対して，どのような言葉を返すのか具体的に考えてもらうということでした．症例検討は，1グループ5～6名でグループワーク形式とし，1症例40分の2症例を検討することにしました．

　1症例目は，入退院を繰り返す高齢患者さんでした．「何回も入院してどうしたらいいんだろう？」と発せられた言葉に対して，グループの大半は具体的な応答が言えずにいました．アドバイザーの石井　均先生・皆藤章先生から，「『どうして？』と言う問いに，私たち医療者でも答えは出せないことを前提に，発した言葉そのものが重要なのではなく，患者自身の葛藤に医療者が真剣に向き合ってその言葉を絞り出すことそのものが重要」という言葉に，一緒に悩む姿勢や気持ちが重要であるということがわかったと同時に，糖尿病医療学の難しさを痛感しました．

T$_{ips}$ 3 応答トレーニングシート

　応答トレーニングとは，患者からサポートが求められている場面を設定し，それにどう応えていくかをおのおので考え，応答の仕方を見直すトレーニングのことです．第1回釧路糖尿病医療学研究会は，**図18**の応答トレーニングシートを用いて行いました．応答トレーニングシートは，「話の内容（話の内容，主訴）」「気持ちと状態」「個人的に思ったこと，考えたこと」「具体的応答」「総合的な判断と今後の関わり方」の五つの項目で構成されています．この5項目についてまずは個々人で考え，自分の考えを発表し合い，次にグループで討論しました．今回は特に「具体的応答」をどのようにするかに重きを置きましたが，もちろんそのつど何に力を入れてトレーニングするかで変えていって構いません．いきなり全部をやるのはかなり難しいと思います．ちなみに，「具体的応答」の欄は「話し言葉」，つまり実際に患者に向けて発する言葉で記入してもらうことが重要です．

医療学研究会

話の内容 （話の内容，主訴）	個人的に思ったこと 考えたこと
	具体的応答
気持ちと状態	総合的な判断と 今後の関わり方

図18　応答トレーニングシート

　2症例目は，高校生の頃に糖尿病を発症し入退院を繰り返していた20代前半の男性患者さんでした．「30歳まで生きられればいいと思っている」と発せられた言葉に，重たい気持ちを抱きました．ですが，ここから糖尿病医療学が発揮されます．視点を変えると，高校卒業後すぐに出稼ぎに行き，自分の身体よりも仕事を優先し社会に対して一生懸命責任を果たそうとしていることに，「いままでよくがんばってきたね」という言葉を自然に投げかけられるか，が重要だということがわかりました．「入退院を繰り返している患者＝自己管理ができない，病識がない」などと思われがちですが，決してそうではないということをあらためて実感することができました．

　研究会を終えて，私たち医療職者は，患者の「こころ」を目の前にすると具体的な言葉にして返すことが苦手なのかもしれないと思いました．だからこそ，症例検討を重ね，患者の「こころ」に触れる必要があると確信しま

しかし，糖尿病医療学を学び，患者の置かれている「こころ」と，患者の言葉の「真の意味」を考え直す時間を共有する必要があると思いました．また，皆で症例を検討することは，他の医療職者の考えや知恵だけではなく，いままで自分が抱かなかった感情にも気付くことができると思います．糖尿病医療学研究会を開催することで，患者と関わるための「多少のヒント」をもらうことができ，日常診療のなかで大いに活かすことができると思います．患者の「こころ」に寄り添うと同時に，自分の「こころ」にも触れることができる糖尿病医療学に一緒に取り組んでみませんか？

（齊藤茉莉子）

[コラム]
糖尿病に処する道

　人は，いつ，自分のあるべき姿，進むべき道に気付くのだろうか．また，そのような姿や道はただ一つなのだろうか．

　糖尿病は初期から適切な治療をし，良好な血糖コントロールを維持することが将来の合併症を予防し，寿命をも延伸することが報告されてきた．初期に何年間か良好なコントロールをすれば，途中から少しコントロールが悪くなっても，合併症になるリスクは低いままだという，とてもエンカレッジングなデータが集積されてきた．
　しかし，視点を変えると，途中で血糖コントロールの重要性に気付いた人にとっては，「手遅れ」を意味しかねない．いまから治療に取り組んでも遅すぎる，失った時間は取り戻せないということで，これはディスカレッジングなデータということになる．
　それでは，すべての人が糖尿病診断初期から適切な治療に取り組めるかというと，必ずしもそうとはいえない．すべての人が将来を見通した判断ができるかというとそうではない．

　　もし游泳を学ばないものに泳げと命ずるものがあれば，何人（なんびと）も無理だと思うであろう．……（中略）……しかし我我は生まれた時から，こう云う莫迦げた命令を負わされているのも同じことである．
　　我我は母の胎内にいた時，人生に処する道を学んだであろうか？……（中略）……勿論游泳を学ばないものは満足に泳げる理窟はない．……（中略）……すると我我も創痍を負わずに人生の競技場を出られる筈はない．
　　　　　　　　　　　　　「人生」 侏儒の言葉　芥川龍之介

　糖尿病はどんな病気で，どんな治療をすればいいか，もちろん最初から（母の胎内にいた時から）知っている人はいないわけで，だから私たちは糖尿病とその治療法について知識や情報を提供する．経験者の話を聞くこともあるだろう．

　　成程世人は云うかも知れない．「前人の跡を見るが好い．あそこに君たち

の手本がある」と．しかし，百の游泳者や千のランナアを眺めたにしろ，忽ち游泳を覚えたり，ランニングに通じたりするものではない．……(略)

「人生」 侏儒の言葉　芥川龍之介

　さらに，すべての人が学びの道を選択するかといえば，そうとは限らず，その判断には，人生のその時点において何が大切かという価値観や優先性が入る．

　ACCORD Trial などの臨床試験は，高血糖状態が長年続いた患者の血糖コントロールをよくしても，おおよその合併症の進行リスクは低下できないことを示した．もちろん，それは確率の問題であり，すべての人がそうなるわけではなく，人によってはベネフィットが得られるだろう．

　人がいつ目覚めるか，それは一人ひとりで大いに違う．思い立ったその時点からの治療が将来の希望につながるように，それを保証するようなデータが集まればと思う．

（石井　均）

第4章

症例検討
—— 患者も医療者も支える物語

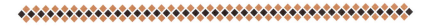

[症例1]
「無理」「できない」「困っていない」 と言い続ける40代男性

こんな患者が入院してきた．年齢がまだ若いのにすでに合併症を有しており，再三の勧めにもかかわらず，一向に治療に前向きにならないAさんである．入院当日に「無理」「できない」を頻発し，スタッフのセンサーに引っかかった．

◆ 症例提示

症例

Aさん，40代男性，2型糖尿病，糖尿病の家族歴はなし．

現病歴

30歳頃健診で高血糖を指摘され，他院に即日入院．退院後，自己中断．X−8年から当院で内服による加療を開始(初診時HbA1c 12.2%)．ストレスのせいか，間食，過食，飲酒生活が持続しHbA1cはほぼ9〜10%．合併症は徐々に進行し，数年前から増殖性網膜症，腎症3期．妻同伴時に外来でインフォームドコンセントを行い血糖コントロールの必要性を説くも，生活改善なし．多忙を理由に半年前から受診自己中断．X年に久々に当科受診．HbA1c 11.8%．家人や会社からの勧めあり，今回入院．

［症例 1］「無理」「できない」「困っていない」と言い続ける 40 代男性

❖ 患者の位置

● 身体（治療）の位置

2 型糖尿病・身長 161 cm，体重 65.6 kg，BMI 25.3，腹囲 103 cm，尿中 C ペプチド 88 μg/日．

合併症：増殖性網膜症あり，神経障害あり，腎症：3 期，著明な歯周病あり．

適正摂取カロリー：1800 kcal/日．

入院時治療薬：グリメピリド 2 mg，ピオグリタゾン 15 mg，アログリプチン 25 mg/日．

● こころの位置

〈四つの質問〉

①入院された理由を教えてください．
　→血糖値が高かったため
②そのことについてどのように考えておられますか？
　→何も
③そのことについてどんなところが不安ですか？
　→何も
④どんなことで困っておられますか？
　→困っていません

〈変化ステージ（本人による評価）〉

食事：熟考期．運動：熟考期．

〈入院時聴きとりから〉

※患者自身が

病気に対してどう思っているか
　→糖尿病は治るものではない．合併症は実感がない．
治療に対してどう思っているか
　→入院中よくても退院したら元に戻ってできない．
- 食事は何も注意していない．栄養指導はノイローゼになる．
- 運動しようと思うけど，しんどいから無理．

●環境の位置
- 家族構成：本人，妻，長女，長男，次男．
- 治療の協力者：妻？（いまはあきらめられている？）
- 調理者：妻，本人．
- 職業：製造業（社長が変わってから方針変更でストレスが増している）．
- 生活リズム：6時起床→6時半に朝食→12時昼食→18時帰宅→20時夕食→0時就眠．
- 食習慣および嗜好：野菜は嫌い．肉が好き．間食は主に夕食後にポテトチップス，アイスクリーム．
- 喫煙：あり（期間30年，量30本/日）．
- 飲酒：以前はビール7本＋焼酎，2年前から禁酒（飲酒運転の危険が大きく妻に止められた）．
- 趣味・楽しみにしていること・本人の目標：ストレスの発散は食べること．

●患者が感じている問題点
- 居場所がない．職場にも，家庭でも．必要とされていない．自分は金を家に入れるだけの存在．
- ストレスが多い．

●入院時の患者の語り
「……あと◯年（次男が成人するまで）生きて面倒みてくれたら，その後はもうどうなってもいいって長男に言われている．奥さんにも，もう死んでもいいって言われている．……女の人は子どもが生まれたら，もう旦那は必要ないんやろ．仕事もストレス，家もストレスやろ．居場所がないわ．……奥さんも（自分が好き勝手していることも）あきれてる．家にお金さえ入れてくれれば，何してもええって言われてるけど．仕事も辞めたいけど，家庭があるから辞められへん．職場からは入院して治してこいって言われたけど治せるもんじゃないしな．退院したら，入院中よくてもまた元に戻ると思うよ」

[症例1]「無理」「できない」「困っていない」と言い続ける40代男性

❖ カンファレンスと関わりの実際

入院2日目　第1回カンファレンス討議内容

●データベース読み合わせ後，討議が始まる

　提示者：入院中のAさんの担当看護師

　提示動機：「糖尿病を問題視していないしセルフケア行動は『無理，できない』と語る．もう少し，糖尿病と向き合ってほしい」

　入院時の開口一番「あと○年生きればいいと言われている」など，夫として，父としての自己評価が著しく低い発言．ストレスも多く，四つの質問からも糖尿病どころではないといった印象．セルフケア行動に関しては「無理」「できない」「続かない」と前熟考期特有の語り．しかし，本人は食事と運動を「熟考期」と答えている．少しはしないといけないと考え始めているのか……．

　提示者は，すでに合併症が進行した父であり夫であるAさんに苛立ちを感じ，合併症の話などをとことん説明して治療に向かうよう説得したくなっていたが，同席した臨床心理士が「ストレスが多くなると過食，喫煙，飲酒がひどくなるなど口唇期固着が強いので，ストレス下ではなかなか過食が改善しないのでは．また，入院による退行からか言動が幼いイメージを受ける．いまは問題解決法を見つける努力ができない時期かも」と，現時点では論理的な説明を繰り返しても行動変容につながる可能性は低いと指摘．また，自己評価が低く，自尊感情の低下も考えられるため，スタッフがまず一生懸命聴くことで，承認されていると感じられ，自分を大事にし始めるきっかけになるかもしれないとも述べた．

　いまのAさんが感じる問題点は，「ストレスが多いこと，居場所がないこと」．糖尿病はあまり問題になっていないようだ．

●関わりの方針

（1）いまはしんどさを聴いてほしい時期だと考え，『糖尿病医療学入門』（医学書院）の前熟考期の部分[1]を再度読み込んで，前熟考期の最も基本で大事な関わり，「考えと感情を明らかにする」ことをメインに関

わり，もう少し情報をとる
(2) 家族への思いを確認する
(3) 過去に間食を控えてHbA1cが改善している時期があり，以前の成功体験を確認する
(4) 熟考期につけている．セルフケア行動に全く無頓着ではないのかもしれない．家でのできない理由をもう少し訊いてみる

第1回カンファレンス後

●カンファレンスをふまえた関わり：聴く

患者の語りから〔以下（　）は医療者，「　」は患者の語り〕
（あなたにとって糖尿病は？）
「最近うっとおしい．若い時はよかったけど」
（セルフケア行動ができない理由は？）
「自分は甘いから，症状が体に出なかったら，しない．自分に甘いとよく嫁に言われる．……高い血糖値やHbA1cをみせつけられたら，やらなあかんと思うけど，それが続かない」
（いままでコントロールのよい時期もありましたよね）
「その時は運動もがんばってたわ」
（なぜやめたんですか？）
「子どもが生まれるたびに環境変わるから，子ども中心の生活になって崩れていった」

●その後のAさんの変化とスタッフの関わり

- スタッフには意外なことがあった．それは，「無理，できない」と言いながら，入院当初から病棟患者の誰よりも運動をしていたことである．気付いたスタッフが「運動，がんばってますね」と声がけをしても反応が薄かったが，そのうち，「運動ならできるかな……」と語り始めた．
- 最初は「入院もストレス！」と訪室しても顔を合わせてくれなかったが，こちらが粘り強く聴き続けることで，妻に対する思いの語りが多くなった．「妻はストレス」と語っていたのに，のろけ?!　と思うほどであった．

[症例1]「無理」「できない」「困っていない」と言い続ける40代男性

入院8日目　第2回カンファレンス前日

　病棟スタッフは，とにかく聴くことに徹して口をはさまず指導もしなかったが，Aさんが妻のことやできない理由ばかり話すようになってきており，熟考期に突入したように感じられていた．担当看護師から「先生，このまま聴くだけでよいのでしょうか……」と相談を受けた筆者は，外来主治医でもあったため，「ここは一つ，突き詰めてみるか……」と翌日のカンファレンス前に，ちょっと突っ込んで訊いてみることにした．

（過食するのは？）
「奥さんが自分に当たる時」
（では，奥さんはどんな時にAさんに当たる？）
「自分が好き勝手する時」
（好き勝手って何するの？）
「妻は，自分の給料が削減されてから，一日中パートに行き始めて帰宅時間も遅く，ストレスがたまってイライラし始めてきつくなった．週末に妻は『子どもの面倒みてよ．私も疲れている』と言うが，それを無視して自分は終日パチンコに行く．それにキレて，きつく当たられる．だからそんな時は夕食後に目を盗んでお菓子をめちゃめちゃ食べる．あと，妻が忙しい合間を縫って野菜中心の食事をつくってくれるが，自分も子どもも食べない．せっかくつくっても誰も食べないさまに妻はキレている．妻が鬼に見える……」
（だったら，過食しないため，自分のストレスがたまらないためには，妻がキレないことが大事で，Aさんの家族への協力も大事なんじゃないですか？）
　……Aさん，無言で考え込む．

入院9日目　第2回カンファレンス討議内容

　Aさんは「糖尿病はうっとおしい」と語った．糖尿病自体にもネガティブな思いがあることが判明し，これもセルフケア行動に向かえない一因かと皆で考えた．言動としては，「無理」と言いながら運動を自発的に始め，「どこにも居場所がない」「入院もストレス」と言っていたAさんが自分の

「事情」をスタッフに語り始めた．自分の振り返りが始まり，できない理由が自分の「甘さ」のほかに家庭の雰囲気，妻の態度にあることを語る一方で，妻への感謝や謝罪の気持ちも多く語られ，できない気持ちとやらなければいけない気持ちの間で揺れ始めたのかもしれない，と皆で話し合った．

また，Aさんにあきれながらも野菜中心の食事をつくり続けるなど，Aさんによくなってほしいと思う妻の気持ちもわれわれに伝わっていた．

妻を切り口に行動変容への話を深めたいが，看護師が訪室するとまだ「無理」「できない」の発言が多く，話も長いため，担当看護師は疲弊気味．ここで，ぐっとこらえて自分の指導欲を一切出さずに関わっている担当看護師の粘り強さを皆で賞賛した．

この時点のAさんが感じている問題点は，「過食の原因は機嫌の悪い妻．だが，妻が怒るのは自分のせい．しなければならないとは思うけど，続かない」

● 関わりの方針

（1）「まだ聴く時期」との臨床心理士の言葉を受け，基本は辛抱して前熟考期の関わりを続ける．担当看護師が疲弊気味なので，皆で分担して聴く
（2）準備状態に応じて，Aさんの希望があれば糖尿病の情報も提供する
（3）できている行動を認め，Aさんがやる気になっていることがうかがえた時の変化を見逃さず，「変わりましたよね」「運動してますよね．すごいですよね」など，声がけをする．本人にとっての行動変化のプロセスを増やす働きかけをする

第2回カンファレンス後

● 合併症について情報提供後のAさんの語り

「先生には食事・塩分制限も大事って言われてる．腎臓も悪くて，いま，中くらい悪い状態って言われてるから，このままを維持して悪くならないようにしないと透析になるんやろ．漬物とかよう食べてるし．野菜食べようと思ったらドレッシングいるしな．どこまで気をつけられるかわからんな．……塩分もなかなか難しいです．ご飯の量と運動（夕方）はやれそうで

す．これで外来の血糖値どうなるやら……」

● 退院前日の患者の語り

「今日はめっちゃ歩いたからしんどい．明日帰るしな．明日っから天国や．どこ遊びに行こうかな．でもあかんねん．妻に用事を頼まれてた……」

（今朝の血糖，よい値でしたね）

「何も食べてないし，歩いてるもん！」

（すごく運動してましたもんね）

「努力や．歩かないと血糖下がらんし」

（帰ってもやれそうですか？）

「ムリムリムリ，ここだからできるけど，家帰ったら無理．でも1カ月はやるよ．次回外来1カ月後．それまで．あ，1カ月やったら入院中のHbA1cやから2カ月か．2カ月やる」

入院16日目（退院当日）　第3回カンファレンス──振り返り

● 提示者の感想を中心に，関わりを振り返る

- 血糖値の低下や，本人ができている運動を承認することで，自尊感情を高めていけると考えそのように関わった．自宅でも療養行動を行ううえで承認，賞賛してくれるキーパーソンが必要だと思われる．
- 本日最後に部屋に挨拶に行くと顔を上げてくれた．廊下ですれ違った時，「また入院しようかな」と言っていた．
- （Aさんを受け持った感想は？）

　　医療学ってすごいなと思った．話を聴くことが本当に大切なことだとわかった．いままでの自分だったら，「なんでこんな大事なことがわからないんだろう」と最初から必要な合併症の話を懇々としていたと思う．でも他のスタッフに「とにかく聴くこと」と言われたので，『糖尿病医療学入門』の前熟考期の「してはいけない関わり」を読んで，とにかく聴こう，と思って患者さんと関わった．また，「指導は関係をつくってからの話だよ」，と最初に教えてもらっていたから，その姿勢ができた．さらに，カンファレンスで何度も「いまは聴く時期」ということを心理の先生に保障してもらっていたので，安心して聴けた．すると，次第にA

さんの発言の内容が変わってきたし，雰囲気も変わった．運動のことを尋ねると，いままではほめても反応がなかったが，「自分の努力」と発言が変わった．外来での変化が楽しみ．

●他の参加者の発言
- 腎症や塩分など，話が具体的になっている．ずいぶん発言が変わってきて糖尿病を意識している．
- 「また入院しようかな」は，病棟が自分の居場所になった証拠では．定期的に入院してもらい，愚痴をここで吐き出して，治療に向かうエネルギーを得てもらおうか(笑)．

❖ 症例まとめ

　長期間，糖尿病どころではなかったAさんであったが，病棟スタッフの粘り強い関わりで自分を振り返り，退院前には最後まで「無理」と言いながらも，運動や食事などのセルフケア行動に対して自ら目標を語っていた(自宅での実践は甚だ疑問だが……)．食行動に関しても，前熟考期から準備期に移行した印象．われわれは当初，Aさんに苛立ちと焦りを強く感じたが，カンファレンスで討議された内容を皆で共有して，Aさんのさまざまな事情と準備状態を確認しながらとにかく聴き，押し付けない関わりを心がけた結果，本人からさまざまな思いを聞くことができた．家族への思いや，振り返り，今後の目標などを聴くにつけ，今度は何とかがんばってほしいというわれわれの思いが強くなり，Aさんが少しでもやる気をみせることで，妻や子どもたちとの関係性が変化し，われわれ医療スタッフだけでなく，今後は家族もAさんの支援者として機能することを皆で願った．

　さらに筆者にとって今回興味深かったのは，一番深く関わった担当看護師の感想である．変化ステージの基本に忠実に，揺らぎそうな自分の立ち位置をカンファレンスで皆に支えられて医療学的に関わることが，患者との関係性の構築や患者の変化に結び付くことを実感していた．糖尿病医療学の基本理念が実践で活きたことをチームで実感できた貴重な今回の関わりであった．

文献

1) 石井 均(2011)糖尿病医療学入門——こころと行動のガイドブック,医学書院,東京,pp. 103-114

(北谷真子)

[コラム]
糖尿病──症例検討の意義

> The greatest mistake in the treatment of diseases is that there are physicians for the body and physicians for the soul, although the two cannot be separated.
>
> プラトン

　日本糖尿病医療学研究会を開催して3年目を迎えた2016年，会員数，学術誌，学術研究会開催など実績を積み重ね，日本糖尿病医療学学会に改名した．当初，志したことを守り，その後も症例検討にほとんどの時間を費やしている．一題一題について，症例提示，参加者間のディスカッション，発言討論，コメンテーターの提言，という形式で進めている．短くて一題20分，長いものは40～50分かけている．
　症例の内容は治療がうまく進んでいないケースが多く，そのなかに年数を経て治療が展開しだした例が含まれている．医学的なことのうえに，それ以外の患者の心理面や生活上の問題，医療者との関係の問題などが含まれていることが特徴である．
　心理面や生活上の問題としては，糖尿病をどうしても引き受けられない，家族関係が難しい，経済的な困難，高齢者にとっての生きがいや楽しみ，働き盛りの年代にとっての仕事との関係，などが複雑に絡み合う．
　医療者との関係あるいは医療者自身の問題としては，会話がうまく成立しない，どう関わっていいかがわからない，自分が診ていていいのか，もっとほかに方法がないのか，自分以外の人が担当していたらうまくいったのではないのか，などがある．患者のことを思えば思うほど，悩みや葛藤が深くなる．

　どう関わっていったらいいかわからない，どう展開していいか見えない状況を，臨床心理士森崎志麻はもつれた毛糸玉にたとえている．無理やり引っ張ってもほどける道理はなく，「辛抱強くもつれをよくみて，一方で毛糸の玉全体を眺めながら，いろいろと試行錯誤しているうちに思わぬところからほどけることもあるように思われる」．糖尿病患者においても，時間をかけて話し合いを続け，経過を見守っているうちに，「思わぬところからほどける」ことを経験する，と述

べている[1].

　そのような関わりの基本は，「聴く」ことである．聴く側の態度であるが，「言葉を待つ」「言葉にとどまる」「言葉の奥にある感情を受け止め人生を想像する」そして「もつれの構造を見立てる」という大切な作業が含まれている．それは聞き手にとって主体的な行為であり，創造的な行為である．単に，聞いている――聞けばよい，というものではない．

　日本糖尿病医療学学会においても，そのような経過を経て展開していった症例の報告がある．医療者の粘り強い，根気強い関わりが患者のこころに届き，療養への態度が大きく変わったとか，身体症状に対する理解が変わった，などという報告であり，参加者にとって勉強にもなり，大いに力付けられる．

> 　いま(先生が)おっしゃった事例は，近代医学における一例報告とは違うんです．(先生の)発表は皆の態度を変えるし，勇気も与えるということで，単なる一例報告とはぜんぜん違う．
> ……(中略)……本当に患者さんの役に立つことを発表したら価値があるはずなんです．だから，臨床心理学の世界では事例研究を研究として認めるということにしました．事例を発表しだすと，面白いことが起こった．みんな，発表を聴くようになった(笑)[2]．
>
> 　　　　　　　　　　　　　　　　　　　　　　　　　　　　　河合隼雄

　これは本当にその通りだった．参加者の皆さんは大多数が発表を聞き続けておられた．

文献

1) 森崎志麻(2018)見立てを軸とした傾聴と共感について．日本糖尿病医療学学会雑誌．糖尿病医療学 1：8-15
2) 石井　均(2015)病を引き受けられない人々のケア――「聴く力」「続ける力」「待つ力」，医学書院，東京，p. 31

　　　　　　　　　　　　　　　　　　　　　　　　　　　　　　　(石井　均)

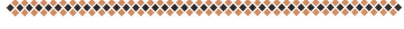

［症例2］
水分制限できない透析患者と途方に暮れるスタッフ

「のどが渇くとイライラするので，ものすごく飲みます．どうしたらいいんですか?!」
入院初日にこう語ったAさんに，病棟のスタッフも「どうしたらいいんだろう……」
と途方に暮れた．そんなAさんと私たちとの関わりを振り返る．

❖ 症例呈示

▍症例

　Aさん，60代女性，2型糖尿病．X−20年に糖尿病発症．X−10年でインスリン導入．X−5年から腎不全，心不全で入退院を繰り返す．X−1年で血液透析導入．維持透析は他院で行われており，再三食事および水分管理の指導が行われるが，自己管理はいつも不十分で，透析時の血糖値も400 mg/dL以上が持続．体重増加も著しく，透析時間も延長せざるを得なくなった．透析導入後半年で，血糖・飲水・食事管理目的にて当科紹介，X年に入院となった．

　身長145 cm，体重76.6 kg，BMI 36.4，推定飲水量は1,500 mL/日（指示は800 mL/日）．

▍主治医，担当看護師の方針

　紹介元の病院からは，「再三食事や飲水の指導をしている」とある．Aさんが療養行動を実行できない理由を探る．また，入院時に再度，病状説明を行い，水分や塩分制限の必要性を本人に確認する．そして，まず病院

生活で適切な食事や水分摂取量を体験し,自宅との違いを実感していただく.また,入院中に病棟カンファレンスを開催し,情報共有と関わりの方針の評価,検討を行う.

❖ 検証

検証①　Aさんの入院中の語りを追う

〔(　)内はスタッフの言葉〕

入院初日

　血糖高いから調整してもらいに来ました.

〔体重増加の原因〕

　水分とったらだめだけどとってる.私,ものすごく飲むんです.1日800 mLと言われているけど,倍くらい飲んでる.のどが渇くとイライラするんです.どうしたらいいんですか?!

3日目

〔透析への思い〕

　透析になるって聞いた時は,そりゃあショックだったよ.でもしゃーないって思ってた.まあ,自分が悪いんやろうけど.

　(なんで透析になっちゃったんでしょうか？)

　ご飯をたくさん食べたからかな……．合併症かな．血糖が上がったからかな．

〔できない理由〕

　食事とか水分とか気をつければいいと思うけど,私は意志が弱いから,看護師さんや先生から「頑張って」って言われても,すぐに忘れちゃうから.

4日目

　(透析って何？)

　血液の交換をやってくれてるんやろ？　前は3時間で終わったんだけど,いまは4時間……．しんどいでー．今日は透析終わった後,足つらなかったよ.いつもはつるのに.

（なんで今日はつらないの？）

何でやろな．水？

（800 mL の水分制限しての初めての透析でしたね）

そうやね．やっぱり飲んでないからかな？　今日は引きが少ないって言ってた．だからかな．よかったんやな．いつものこむら返りがないからだいぶ楽やわ．今日はプラスになったように思う．

5日目

（腎症って知ってる？）

……？　腎不全も合併症なの？　知らなかった．いいこと聞いたわ．

（あなたにとって，健康って，どんなイメージ？）

スリムな体．やせたら膝も腰も痛くなくなる．

（いままでやせるために何かされましたか？）

こんにゃくダイエットとバナナダイエット．1週間で5 kgやせた．でも，1週間すぎたらやせなくなってやめちゃうの．

6日目

（水分制限が守れない状態が続くとどうなりますか？）

透析の時間が長くなる．長くなるとこむら返りが起こる．

（その時，どうでした？）

しんどかった．だから，水もきちんとしていかなきゃいけないんだけど……．

（今後どうありたいですか？）

楽に歩けるようになりたい．坂道が多いからやせなあかん．でも，やせられへん．

（やせるためには何ができると思いますか？）

運動できないし……．食事だけではやせへんよなあ．

介入

7日目から記録用紙を作成し，Aさんとの毎日の関わりに使用した．

7日目

家にいる時のほうがたくさん食べてた．馬鹿食いしてた．

（馬鹿食いして後悔は？）

ないな．ここでは守れるからなあ．馬鹿食いすることはないけどな．

やっぱり食事が一番難しい．

8～9日目

　食事なあ……．家ではここの倍食べてたわ．天ぷらやったら山盛りいっぱい食べてたな．何でも食べる量が多かったように思うな．私ね．ご飯づくりと買い物がものすごく好きで．つい買って全部使って料理しちゃう．

〔食事や飲水が守れない時〕

　あーまたできなかったって，ごめんねって看護師さんや先生に謝ってる．ストレスたまる．そしたらパッチワークしたりカラオケ行って発散する．忘れてまた食べてしまう．

10日目

　これね，書いたんよ．字汚くてごめんね．水飲んだのとか書いてみたんだけど，500 mLしか飲んでなかった．何でやろ？　家では3倍くらい飲んでたと思うわ．飲みすぎてたな．いまは，少ししか飲んでないし，透析も楽やわ．足もつらないし．それが一番嬉しい．

　透析病院に戻っても先生たちびっくりして「どうしたん？」って言われるかな．

12日目

　足のつりがなくなって，本当によかったわあ．やっぱり水やね．いままで4 kg水抜いてたんやで．そりゃあしんどいわな．でもな，いまもお腹すいたーってみんなと話してた．家にいたら絶対食べてる．どうしたらえ えんやろ．やめなあかんのにな．

13日目

（初めて水を飲みすぎた時は？）

　7月の暑い日やったな．暑いからのど乾いて飲んでしまった．飲むのを我慢すると気持ち悪くなるから飲んじゃうんかな．いまはのど乾かないから飲まなくても大丈夫．一回飲み出したらやめられない．ダメって言われたら余計に飲みたくなるし，いけないとわかっていても飲んでた．麻薬とおんなじや．

15日目

　水は200 mLずつに分けて，飲みすぎないようにする．ご飯は……ここの真似する．紙に書いて写しているからね．量が多くならないように気を

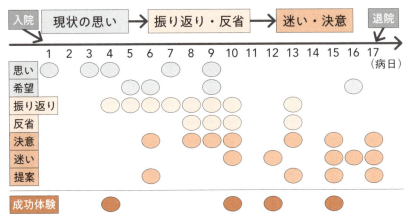

図19 入院から退院までのAさんの語りの変化

つけないとね．でも，私が盛り付けをすると多くなっちゃう．

　買い物の時，買いすぎないようにしなきゃ……．今回の入院は，水分制限したら，透析が楽になったから，もう足つるの嫌だから，水分は守ると思う．これだけよくしてもらっているし，頑張ります．食事のこと言われるのが一番嫌で，家族に言われると口答えしてきかなくなる．でも，私のそんな性格治したら，お父さんも，息子も，優しいから，皆協力してくれると思う．私が，やらなきゃって思っています．

17日目

　いまはみんなに応援してもらって，頑張ってやらないと，と思ってやっているけど，退院したらどうなるかな．意志が弱いから．頑張れても1回崩れるともうどうでもいいかと思ってだめになってしまう．でも，先生も頑張ってくれているから，透析が週3回が2回になるように頑張ります．でも，クリスマスにはケーキも食べたいし，お正月にはおせちも食べたいし．食べすぎるかな．水分もいまはいいけど，1年たったらどうなるかな．

検証② Aさんの語りの変化と私たちの関わり

　Aさんの言動が，入院当初の「どうしたらいいんですか?!」から，「帰っ

[症例2]水分制限できない透析患者と途方に暮れるスタッフ

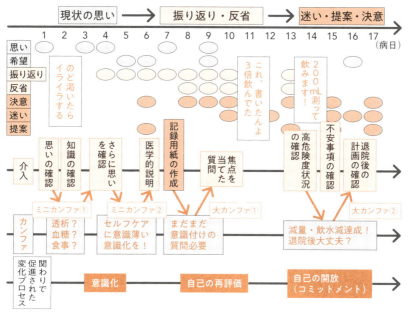

図20　病棟スタッフの介入とAさんの語りの変化

たら心配だけど，やってみる」に変化したことに驚いた私たちは，入院中のAさんの語りを分析し，経時的にプロットしてみた．すると，**図19**のように，最初は現状への思い，次に振り返りや反省，最後には迷いや提案，決意が主に語られ，経時的に語りが変化していることに気付いた．

そして，この語りの変化に私たちの関わりがどう関与していたかにも興味がわき，私たちの関わりも経時的に検証してみた．それをまとめたものが**図20**となる．

最初は，まず本人の透析や水分摂取，健康信念などの思いを聴くこと，知識の確認を行うことなどを中心に，Aさんを理解することに努めた．また，「今日は足がつらなかった．なんでやろ」という飲水制限が厳守できた際の自覚症状の改善を見逃さず，成功体験につながるようAさんに伝えていた．そして，入院当初から，セルフケアへの関心の薄さに危機感を感じた病棟スタッフは，当初予定したカンファレンス以外にも頻回に会を

開き,そこで「Aさんは,体重血圧用紙(入院患者皆にお渡しする用紙)には毎日きちんと記入されており,記入することは嫌じゃないかも.飲水量や,食事内容も記入してもらっては?」と看護師から提案があり,**入院7日目から,気付きを促すための記録用紙を作成して飲水量,食事量を記入いただく介入を始めた**.大カンファ①(**図20**)で,まだまだ危機感と治療動機が薄いという現状が明らかになったが,記入を喜んでくださっていること,スタッフの声掛けには「嬉しい」との言葉も聞かれること,入院中は飲水・食事制限が守れていることも確認できたため,スタッフとの関係性の強化も期待して,①飲水・食事療法が遵守できていることを称賛する,②記録用紙をバージョンアップし,Aさんの感想記入欄とスタッフのコメント欄を加え,必ず毎日スタッフと振り返りをする,という方針を立てた.その後,指導をできるだけ挟まずにフィードバックを淡々と続けたところ,Aさん自身で「水200 mLずつ測ります!」と思いがけない提案がなされ,スタッフは皆戸惑いながらも嬉しさを隠せなかった.大カンファ②(**図20**)では,3 kgの体重減少と飲水管理の達成,本人から飲水・食事制限に前向きな発言が増えたことを確認したが,自宅での療養行動への不安も語られ始めたため,高危険度状況をともに確認し,退院後の生活に向けて具体的な方法をともに考え,不安に対応する方針とした.

　私たちのこれらのAさんへの入院中の関わりを振り返ると,入院当初はAさんのカタルシスや自己の気付きを促進させる関わり,中盤は,気付きに加えてAさんが糖尿病や療養行動を自分の問題として考えることを促進させる関わり,終盤は,Aさんが自ら提案し,方向性を見出すことを促進させる関わり,となっており,大きく3つの関わりに分かれていることがわかった.これらを変化ステージモデルの「変化プロセス」に関連付けて考察すると,初盤の関わりは,主に前熟考期や熟考期に大切な「意識化」を,中盤の関わりは熟考期に大切な「自己の再評価」を,そして,終盤の関わりは準備期に大切な「自己の開放」を主に促進していたと考えられた.これら3つの時期の要にカンファレンスが介在し,私たちの支援の評価と修正,強化が行われていた.

　当院の臨床心理士はカンファレンスにおいて,「スタッフがAさんの話を批判を挟まずに聴いたことがよかった.批判的な言葉がない環境で,自

コメント

「聴く力」「続ける力」「待つ力」

「のどが渇くとイライラするので，ものすごく飲みます．どうしたらいいんですか?!」，患者さんからのこの問いかけに対して，医療者の反応は2つに分かれるのではないだろうか．1つは，「それは（医療者が答えられることではありません），あなたの問題です」という反応．もう1つが「どうしたらいいんだろうと途方に暮れる」という北谷医師とそのチームの反応である．

どちらの反応もその根拠は同じである．この問いかけに対する「医学的な解決方法が見当たらない」ということである．しかし対応の仕方には大きな違いがある．後者はこの問題を訴えた患者にコミットしようとしている．

医学はすさまじい勢いで発展している．しかし，私たちが日々出会う困難には，医学で対応しきれないことも多い．それが医療の難しさであるが，医療は医学が解決法をもたないところも守備範囲としている．そこにおいて重要な役割を果たすのは医療者-患者間の人間関係である．

本症例における，心理行動学的知識に裏付けられた関わり方ももちろんであるが，チームの粘り強い関わりとその記録には学ぶべきところが多い．いくつか気がついたところを述べる．

(1) 入院すると形だけ（外見上：仕方がないから）行動期に入るという事実がある．この段階では気持ちがついていっていない
(2) したがって，気持ちや考えがどうかを尋ねていく必要がある．経過をみると，徐々に，決意，迷い，提案が入り混じるようになる．これが準備期への移行の特徴である．この語りの基礎にチームとの関係性がある
(3) 成功体験が段階を進める．意味の比重が変わり，気持ちが変わっていく
(4) しかし，気持ちは揺れている．しっかりとフォローしていく必要がある
(5) 最後には，自分に対する深い省察が語られるようになる
「私のそんな性格治したら，お父さんも，息子も，優しいから，皆協力してくれると思う．私が，やらなきゃって思っています」

心理学者河合隼雄は次のように語っている．「（クライアントは）治療者との関係を通じて，じぶんのこころと対話し始める」（『心理療法論考』河合隼雄）．

経過を図にしながら，自分たちの関わりは，過去に発表された心理療法のプロセスにきわめて近いものであることを北谷医師らが発見するのもすばらしい．

この症例を通じて得られた「臨床知」とその体系は，糖尿病医療学にとってきわめて重要な礎となる．

(石井　均)

分の気持ちや行動に気付き，整理ができて，考え始めることができたのではないか」とコメントした．つい私たち医療者は自分達の焦りから患者に正しい方法を提示して正しい方向に導こうと必死になる．しかし，人が行動を変えるには，自分のなかに気付きが生まれ，考え出すことが必要である．強制された環境では特に今回のAさんのような患者に一般的な指導や教育は通用せず，行動の変容は起こらない．私たちはそんなAさんを前にただただ戸惑ったわけだが，それでもあきらめずにカンファレンスを重ねて，Aさんの準備状態を細かく見極めながら，記録用紙をコミュニケーションツールとして日々寄り添った．今回Aさんとの関わりを振り返り，私たちが日々夢中で行ったことが結果的にAさんの変化プロセスをタイミングよく促進していたことが判明して驚いたが，これもまた，私たち医療者が「Aさんを変えなきゃ」という，上から目線の考えを保留し，Aさんを前に試行錯誤した結果だったのかもしれない．そして，「このままではいけない！」というスタッフの必死な思いが，私たちの「支援プロセス」を促進させ，一般的な指導や教育をいったん横において，その時その時のAさんに応じた関わりを展開できたことが，結果的にAさんの語りの変化に結び付いたのかもしれない．さらに，私たちの願いや思いもAさんに届いたのかもしれない．

　退院後のAさんのセルフケア実行度は一進一退だが，いまでも私たちの作成した記録用紙を透析病院先で使用してくださっている．

〔本症例は第51回糖尿病学（2017年）の進歩において発表した〕

（北谷真子）

[コラム]
思い出すことなど

　夏目漱石は胃潰瘍が原因で何度か吐血している．1910年(明治43年)療養中の伊豆修善寺で大吐血を起こし，生死の間をさまよった(修善寺の大患)．『思い出すことなど』は，この時の経過を書いたものである．

　　余は……左右の腕に朝夕二回ずつの注射を受けた．腕は両方とも針の痕で埋っていた．医師は余に今日はどっちの腕にするかと聞いた．余はどっちにもしたくなかった．薬液を皿に溶いたり，それを注射器に吸い込ましたり，針を丁寧に拭ったり，針の先に泡のように細かい薬を吹かして眺めたりする注射の準備ははなはだ物奇麗で心持が好いけれども，その針を腕にぐさと刺して，そこへ無理に薬を注射するのは不愉快でたまらなかった．
　　　　　　　　　　　　　　「思い出すことなど」　夏目漱石

私の研修の始まりは血液内科であった．患者さんの腕にはそこここに出血斑があり，採血や点滴が難しかった．
「慣れた先生がいいけどなぁ．外したらあかんでぇ．頼むでぇ」
　そうおっしゃる方がおられた．経験の少ない私が試みることを何とか了承してもらい，静脈に針が無事に入ると，3人(看護師を含め)で喜んだ．

　　金盥に吐いたものが鮮血であろうと何であろうと，そんな事はいっこう気にかからなかった．日頃からの苦痛の塊を一度にどさりと打ちやり切ったという落ちつきをもって，枕元の人がざわざわする様子をほとんどよそごとのように見ていた．余は右の胸の上部に大きな針を刺されてそれから多量の食塩水を注射された．
　　　　　　　　　　　　　　「思い出すことなど」　夏目漱石

消化器内科は吐血した救急患者が多かった．H_2ブロッカーのない時代で，明けても暮れても輸血だった．何単位か入れて顔色が少し戻ってきたと思うと，また吐血．落ち着くか外科に移るまで輸血と点滴を続けた．

傍がひとしきり静かになった．余の左右の手頸は二人の医師に絶えず握られていた．その二人は眼を閉じている余を中に挟んで下のような話をした（その単語はことごとく独逸語であった）．
　「弱い」
　「ええ」
　「駄目だろう」
　「ええ」
　「子供に会わしたらどうだろう」
　「そう」
　今まで落ちついていた余はこの時急に心細くなった．……（中略）……．医師が余を昏睡の状態にあるものと思い誤って，忌憚なき話を続けているうちに，未練な余は，瞑目不動の姿勢にありながら，半ば無気味な夢に襲われていた．そのうち自分の生死に関する斯様に大胆な批評を，第三者として床の上にじっと聞かせられるのが苦痛になって来た．しまいには多少腹が立った．

「思い出すことなど」　夏目漱石

　これも研修中のことであるが，フグ中毒の患者の前では，不用意な話をしてはいけないと教えられた．発語はできないが，こちらがしゃべったことはきちんと覚えておられるとのことだった．それは事実で，受け持ったフグ中毒患者さんが回復されてからベッドサイドでの他者の会話をしっかり再現されたことを覚えている．

　学生時代は医学をしっかり勉強した．1ページ勉強すれば，何人かの患者を救うことができると思っていた．制御性T細胞（regulatory T cell）を発見した免疫学者坂口志文先生は同級生であるが，学生時代から，正常と異常を分けているものは何かというテーマを自己免疫疾患を通じて考えていたと語っている．私たちは，病気とは何か——を考えていた．
　医療現場に出てみると，医学以外のことが大切であることを知った．患者にどう納得していただくか，不安をどう鎮めるかなど，病気をもつ「人」との付き合い方を勉強することになる．医学書には書かれておらず，これが難しかった．
　その後，糖尿病内分泌代謝疾患を専門とすることになった．特に糖尿病はそれをもつ人が治療をしていく気にならないと，医師が医学（病気と治療法の説明）を語るだけでは不十分であることを毎日経験した．糖尿病をもつ人の考えかた，感

[コラム] 思い出すことなど

情，態度などを治療に結び付けることが重要であった．どのように支援すればよいか——それを学ぶためにジョスリン糖尿病センターに留学した．その後，河合隼雄先生や京大臨床心理の先生たちと勉強会を続けた．

この領域を多くの医療者に知っていただきたいと思っていたところ，雑誌『糖尿病診療マスター』(医学書院)が特集企画や連載などでその機会を与えてくれた．

この間，日本糖尿病学会などでもこのトピックスを取り上げていただけるようになり，学会が刊行する書籍にも「糖尿病患者の心理と行動」の章ができた．それらが，医療者と患者との関係づくりに示唆を与え，支え合って糖尿病療養が続けられることを願っている．

医療は患者の身体的，精神的な苦痛を癒すことを目的とする人間的・社会的行為である．

　四十を越した男，自然に淘汰せられんとした男，さしたる過去を持たぬ男に，忙がしい世が，これほどの手間と時間と親切をかけてくれようとは夢にも待設けなかった余は，病に生き還ると共に，心に生き還った．余は病に謝した．また余のためにこれほどの手間と時間と親切とを惜しまざる人々に謝した．そうして願わくは善良な人間になりたいと考えた．

　　　　　　　　　　　　　　「思い出すことなど」　夏目漱石

（石井　均）

第5章

明日から病を引き受けられるわけではないけれども……

それが糖尿病医療学

> **ここがポイント**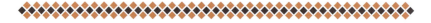
> - 糖尿病臨床の場では，科学としての糖尿病学では扱えない問題がある．それらは，患者の心理的問題や社会的問題が関わっている．
> - これらの問題に対処していくためには，病気としての糖尿病だけではなく，糖尿病をもつ人に関わっていくことが必要である．
> - こころと行動の問題に関しては，いろいろな理論や方法論を学びながら，目の前の患者の展開に付き合う時間と関係が求められる．
> - この領域を糖尿病医療学と呼ぶ．患者の人生を視野に入れ，価値観を尊重し，より広い視点に立ったアウトカムとともに考える．

❖ 糖尿病患者の心理と行動を知ることが重要と思った経緯

　筆者が糖尿病診療を本格的にやり始めて数年が経過した頃，いくつかの解決できない問題を抱え込むことになった．特に2型糖尿病患者にみられる反応である．

（1）診断をお伝えしても，医師が通常予期する反応でない方が多い．極端な場合は怒り出す
（2）治療法をお伝えしても，できない，拒否などの反応がある
（3）合併症の話をすると，そんなものは私には起こらないし，私の周りにもいない，という反応と否認

どうもうまくいかない．仮に最初納得してくださって教育入院していただいても，その成果は1年と続かない．正月を越えると元通りになっている．「痛くもかゆくもないからね，合併症でも出たらわかるかもしれないけれど」と何人もの人が語る．どう(アプローチ)したらいいのか．隣の診察室からは先輩医師の叱る声や「(どうなっても)知らないよ」という声が一日中聞こえる．別の先輩に尋ねると「要するに動機付けだよね，難しいね」と言われる方もあれば，「それは患者の仕事/責任．医師の仕事は正しい診断と処方」「いい薬が出ればいいんだよ．治す方法が見つかればいいんだよ」とおっしゃる方もあった．

一方で，より複雑な問題もある．

(4) 家族の協力や理解がない．家庭に複雑な問題がある．たとえば高校生やそれ以下(大人でももちろんだが)の患者の場合，とても治療が困難となる
(5) 重篤な合併症が(急に)起こった場合．急激な視力低下で気付いた糖尿病，下肢のむくみや息切れで発見された糖尿病などで，機能回復が困難な場合．または，1型糖尿病の発症時にみられる強い悲しみ，本人と家族への対応

臨床の現場で糖尿病をもつ人の主治医になれば，多かれ少なかれこのような問題があるものと思われる．これらの問題への対処法は，糖尿病学の教科書には書かれていない．精神科の本には少し書かれているが，それはそのまま糖尿病の患者に当てはめられるものではない．

このような問題にどう対処するかというと，医師個人の(少ない)人生体験に頼る，先輩の意見を聞く，関連するような書物を読む，くらいだったように思う．

これらの問題は，医学(科学としての)では扱わないものである．科学(としての医学)は，問題を単純化する，普遍的な身体反応を探る，客体化するなどの基本原理によって構築され発展してきた．結論に例外はあるがそれが中心ではない．一人ひとりの考え方の違いは通常無視される．

しかし，臨床ではそうはいかない．臨床医学は一人ひとりである．上記

のような問題は臨床をやっていくためには解決していく必要がある．

よくみると，(1)〜(5)は，すべて患者がどう思うか，どう考えるか，どう行動するかということであり，しかも，その主体は医師である私のことではなく，糖尿病という身体状況にあると私たちが判断したあなたのことである．

つまり，これらのことを考えていくためには，あなたのことがよくわからなければならない．糖尿病ではなく，(糖尿病をもつ)人間のことを知る必要がある．

◆ 行動医学的方法を学んだ時の驚きと高揚

筆者はそれを学ぶ場所としてジョスリン糖尿病センター・メンタルヘルスユニットを選んだ．まず学んだのは行動科学/行動療法(behavioral science/behavior therapy)である[1]．この領域は，その言葉の表すように，行動を科学的方法に準拠して明らかにしようとした．ある刺激を与えた時にどのような反応となって表れるか，反応を一定にするにはどのような刺激の与え方，あるいは修飾の仕方があるかを研究した．科学(的)にするために重要視したのは客観性であり，主観(どう考えるか，どう感じるか)は無視した．

動物実験では成功した．褒美(報酬)を与えれば行動は再現できたし，罰を与えるか報酬を与えなければ行動は消失した．環境を整えれば行動が制御できた．これを人に応用した．たとえば，おやつを手元からなくす，お菓子売り場に近付かない，食べないで過ごせたらほめる，あるいは食べ物以外のご褒美を渡すなどの方法である．

人は考える，人は悩む，人は不安に思う．それが問題行動につながることもあるし(たとえば過食)，ストレスを生むことにもなる．しかし一方で，解決の道筋を見つける助けにもなる．つまり，どう考えるかが行動を決めるうえで重要だ．そのように発展したのが認知行動科学−認知行動療法である．考え方に働きかけることで行動が変わるというものだ．

「糖尿病という厄介な病気になった．何をしても合併症は避けられない．寿命は決まっている」と考えるか，「ありがたいことに，糖尿病は自分でコ

ントロールできる病気だ．望ましい治療法を学んで，それを継続すればいい人生が送れる」と考えるかによって，行動も将来も全く異なってくる．

　では，その考え方はどのように変えることができるのか．基本は，考えることを一つ決めて（タバコをやめるかどうか，薬を飲むかどうか），患者自身にとってのいい点と悪い点を全部書き出す．それぞれについて専門家の意見，自分の都合や好み，周囲の資源，などを勘案しながら，できる方法を発見していくというものである．

　「行動が成功する⇔考え方が変わる」
が，基本原理であった[1]．

　この方法は魅力的だった．わかりやすかった．使えると直感した．ただし，糖尿病治療への翻訳が必要と思った．

　ちょうどその頃，「多理論統合モデル（変化ステージモデル）」がその全体像を整えた．この理論はそれまでの理論や心理療法に欠けていた時間軸を取り入れていた．どのように行動が変わるかだけではなく，いつ行動が変わるかを予知する指標が入っていた．臨床的にはとても有用な理論だと思った[1,2]．

　この時期（1980年代後半〜1990年代中盤）にかけては，そのほか再発予防理論（relapse prevention）や動機付け面接法（motivational interviewing）のような総合的な理論と方法論が相次いで実臨床で使えるようになってきた[1]．

❖ 理論に使われてはいけない
──支え合う関係を基本に

　このような理論的基盤をふまえて，ジョスリン糖尿病センターはチーム医療をきわめて重視していた．それは歴史的に教育が第4番目の治療だと主張してきたジョスリンの伝統に基づくものであろう．そこで流れていた基本理念は，「問題解決の主体は患者であり，医療者はそれを手伝う──helping people change」というものである．

　特に，小児科チームは1型糖尿病発症時の本人，家族への対応が充実していた．家族（両親，祖父母）を必ず招いて，1型糖尿病の病態，治療，本人の成長を重視した対応などを教育していた．また，摂食障害を併発した

り，家庭問題を抱える子どもたちのサポートに力を入れていた．

　全体としては役割を明確にしていた．「私はできる限りあなたにとって有用と思う情報を提供する，でも，それが有用かどうか，使えるかどうかを選択するのはあなた自身だ」．彼らはその考え方に名前をつけていなかった．自己決定（self-determination）と名付けた論文も出た．しかし，最も人々の賛同を得た命名はエンパワーメント（empowerment）だったように思う[1,3]．

　これは糖尿病をもつ人が自分の人生を自分で選んでいくという基本に立って，専門家の力を借りながら，自分の糖尿病治療法を身に付けていく，自信を得ていく，そのプロセスを私たちが援助していくというものであった．援助の方法は何でもいいと述べられてはいるが，問題点を明らかにし，いろいろな解決法について話し合い，一つを選び実践し，その結果について考える/学ぶ，という道筋が示されていた．話し合いで重視しているのが，患者の感情であるところが特徴であると思う．

　認知行動療法では考え方を重視した．Empowerment はより根源的な要素として感情（empathy）を大切にしている．Empathy を重視するということは，主客分離の科学的方法からの逸脱を意味する．Empowerment は，医療者と患者の役割を明らかにしたという面と一人ひとりを考えるという面を強調した．

　繰り返しになるが，empowerment は方法論にとらわれていない．むしろ方法論にとらわれることに警告を発している．どちらへ行くかは患者が決める．方法や手法は，そちらへ少し行きやすくなるように使う．決して方法や手法，理論（あるいはそれを使おうとする医療者）が主役ではない，主役は糖尿病をもつ人であるということだ．

❖ 患者は解決策を自分で見つける
　　──そのためには強い信頼関係が必要である

　重症合併症を起こし，途方に暮れている/落ち込んでいる/話もされない患者にどう対応すればいいのか．この問題については，メンタルヘルスユニットのチーフであった精神科医アラン・ジェイコブソン先生が答えてく

だきった．

　これは悲嘆の問題で，精神科における一つのテーマである．それが解消していく過程があり，大切なことは，本人が出来事について語れるようになることである．そのための"相手と場"が必要である．「自分を傷付けない人，信頼できる人」と思った時，患者は語りだす．「このプロセスに丹念に付き合うことができれば，患者は自ら生きていく道を見いだす」——大筋はそのようなものであった[1,4]．

　先生は，信頼関係という言葉で医療者と患者の人間関係をきわめて重視されていた．「治療同盟（therapeutic alliance）」という用語もその象徴であり，一番大切にしていると語られた．患者と医療者が一体となって問題に取り組む，その信頼関係が徐々にその人の治癒力を引き出すということである．

　私は，場合によってもちろん行動療法も使う．しかし，行動療法はあまりにも行動そのものに焦点を当てすぎる．もっとこころや感情を大切にしなければ，とも語られた．

❖ その人の人生を考える人間関係が大切なんですよ
——糖尿病医療学への道

　人がある出来事に出会った時，どう考え，どう行動・対処するか，また，対処できない人をどう援助するか——大きくいえば，冒頭の（1）～（5）はそういう問題であった．それは病態の理解から治療法を提案するという科学としての糖尿病学では対応できないものであった．対応の糸口を心理学（療法），精神医学（療法）に求めた．そこには多くの知恵と技術があり，心理的な問題へのアプローチの仕方をもっていた．それらの問題をもつ患者への理解が格段に深まった．当初，糖尿病患者の心理と行動を知ること（理解すること）が重要と考え，それを深めたことは成果があった．

　しかし，それは一面であって，重要なもう一つの側面は医療者自身の態度にある．そして糖尿病をもつ人と，医療者との関係にある．糖尿病をもつ人の人生を考えないといけない．そのことをはっきりと語られたのは河合隼雄先生であった[5]．

まず，冒頭の（1）〜（5）の問題，およびそれに医学が答えられないことに対しては以下のように話された．

　近代医学の場合は人体というものを対象にしていて，それを人間全部に共通のものと考えているわけです．ところが，こちらの言うことを聞くか，聞かないかというのは，人体ではないでしょう？　心です．そして心はいろいろでしょう？　しかし，そのことをいままで，ほとんど問題にせずに近代医学はやってきた．

そのうえで，そのような問題への対応の仕方を以下のように語られた．

　人間の生き方とかいうことを考えなきゃならないし，そのときには精神分析的な考え方は役に立つかもわからない．しかし「精神分析的なやり方でやらないと駄目だ」という言い方はおかしいわけです．そして，「behavioral science なら絶対にうまくいく」という言い方もおかしい．
　私は，その背後にある人間と人間の関係にもっと注目したらいいんじゃないかという考え方です．その人の目標とか，目的に合わせないといけない．

　問題に対処する際，その人の目標とか目的に合わせて進む方向を見極めないといけない．それができるようになるには人間関係が重要であるということだ．糖尿病をもつ人をみていく臨床現場には，医学の方法（科学的根拠に基づく診療，技術）とともに，一人ひとりの目標や目的に合わせた総合的な関わり方の知の体系が必要だというご提案であり，先生はそれを（糖尿病）医療学と呼ばれていた[5, 6]．
　この概念を図にしてみた．まだ不十分で完成ではない．一つのたたき台である（**図21**）．また，関係と時間ということを前面に出せば，**図22** のようになるだろうか．
　このような概念のなかで，糖尿病臨床の場には，医学書には（あるいは心理学書にも）書かれていないが，大切な関わり方の原則や知がある．医療者はどのような態度で臨めばよいかという基本線がある．たとえば，「患者

それが糖尿病医療学

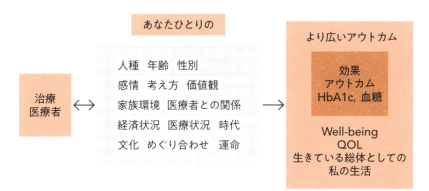

図 21　糖尿病医療学の概念

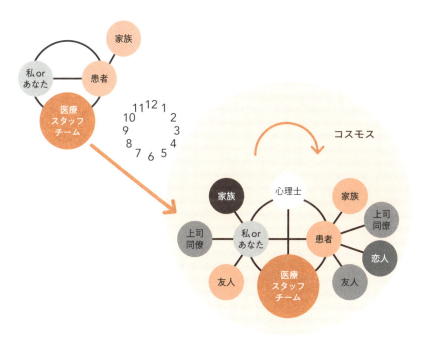

図 22　糖尿病医療学の概念——時間の経過と人間関係の深化

の糖尿病やその治療に対する感情(気持ち)を一番優先する」などである．この原則が，時間の経過とともに，また関係の深化とともに，どのような変化を患者と医療者あるいは周辺環境にもたらすのか．そのような経験知

を積み重ねていくことが糖尿病治療学を構築していくことになるだろう．

　その根本は，石井先生がそういう人たちを集めて事例研究をされることだと思います．そして，たとえば10人とかが集まって，順番にケースの話を，ディテールにわたって，「そこでこう言ったほうが良かった」とかやっていく．それを継続していかれたら，その人たちが成長して全国へ広がり増えていくと思います．
　だから，「糖尿病医療学研究会」という名前で，そういうことを考える専門家を養成されたらいいと思います．そしてその根本は，皆で事例を検討してやり方を考えていくことだと思います[5]．

河合隼雄

　2014年10月に第1回糖尿病医療学研究会が実現した．医療者が困っている症例，日常臨床でのQOLの応用，研究的に使われた症例，糖尿病をもつ人生の問題，感情の問題，など多彩な演題が集まった．この会で一番印象的だったのは，参加者に連帯感が生まれたことである[7]．他者の発表に勇気付けられたというコメントも多かった．実践と訓練から学ぶ作業を継続していきたいと考えている．

文献

1) 石井　均(2011)糖尿病医療学入門――こころと行動のガイドブック，医学書院，東京
2) Prochaska JO, DiClemente CC, Norcross JC(1992)In search of how people change—Applications to addictive behaviors. Am Psychol 47：1102-1114
3) Anderson R, Funnell M(2005)The Art of Empowerment：Stories and Strategies for Diabetes Educators, (2nd ed.), American Diabetes Association, Alexandria, VA
〔石井　均監訳(2008)糖尿病エンパワーメント――愛すること，おそれること，成長すること，医歯薬出版，東京〕
4) 石井　均(2010)糖尿病診療よろづ相談――石井先生に聞いてみよう患者の気持ち，pp. 224-233，メジカルビュー社，東京
5) 石井　均(2015)病を引き受けられない人々のケア――聴く力，続ける力，待つ力，医学書院，東京
6) 石井　均(2015)糖尿病医療学とEBM．内科 115：527-534
7) 糖尿病医療学研究会(2015)糖尿病医療学研究会会誌．第1回糖尿病医療学研究会報告集，奈良

（石井　均）

日常診療における糖尿病医療学の実践

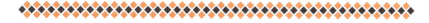

ここがポイント

- 糖尿病は患者自身が「治される人」であるとともに「治す人」でもある．
- 医療学的アプローチはスタッフのモチベーションを高めるのにも役立つ．

❖ はじめに

　実際の日常診療の場でどのように医療学を実践しているかをまとめるにあたって，なぜこの分野に興味をもち，取り組むようになったか，そのきっかけなどを振り返り，そこから現在やこれからについて考えてみることにした．

❖ 日常診療と糖尿病医療学
　──糖尿病患者と関わり，悩んだこと

　糖尿病患者との普段の外来診療の面談の場面では，どのようなことを考えただろうか．たとえば，

　―どんな話題から入ろうか
　―今日の検査結果はどのように伝えようか
　―それに対して患者からどんな反応が出るだろうか
　―それにどうコメントしようか
　―そして次につなげるにはどうしよう？　その目標はどう立てる？
　　・血糖コントロールの改善・維持をしよう

- 合併症発症予防や現状維持を伝えよう　等々

などを想定することとなる．
　しかし，その理想と診療現場の現実の違いとしては，次のような状況になりやすかった．

―実際に面談の3〜5分でこの作業ができるのだろうか
―そして，そこには結論の先送りともいえる状況，たとえば，
　- 「次回までに考えてきてね」との言葉
　- 2〜3カ月後の受診時には患者（医療者も）は前回の課題を覚えてはいない（嫌なことは忘れる？）
―結局，決断できない，前に進めない診療が続いてしまうのでは？

　そのような経過で，なかなかコントロールが改善しない状況が続くことになってしまう患者に出会うことがたびたびあると……．

- 血糖コントロールや合併症の悪化の現実
- 「だめな患者さん……」「病識がない……」などの医療者側の結論

　その結果として，時になかなかうまくいかない患者像ができあがってしまうことがままあったのではないだろうか．

◆「治す人」と「治される人」ではカテゴライズできない糖尿病

　糖尿病診療に関わる医師は，たとえ専門医であっても患者と相対する時に，前述のようにどこかで壁に突き当たることがあると思う．私自身の経験でも，医学的に考えて，診断をし，治療を組み立て，よくなるはずだ，治るはずだ，と単純に考えてもなかなかうまくいかない症例が多くいる，と考えていた時期があった．また診療現場に出て，病名を伝えても真剣に取り合ってくれない方がいる，という事実にも衝撃を受け，さらにはあま

りよくならないのでよくよく聞いてみると出したお薬を飲んでいない方もいた．さらに，たとえばインスリン注射が必要と考えて勧めても拒否される方にも多く出合った．こういった事象は糖尿病患者自身が受動的な「治される人」であるとともに，能動的であるべき「治す人」でもあるという状況にほかならない．患者がなぜそのような行動をとるのか，患者の考えや行動がダメ，と決め付けるだけでは前進しない現実に悩むことになった．それは医師も単純に「治す人」の位置にいるだけではない，という現実をも示し，それを医師としての自分がしっかりわかっていなかったことが背景にあったのではないかと考えている．

❖ 心理的なアプローチとの出会い

そういった患者にはどういった対応をしたらいいのであろうか．そのようなことを考える過程で，私自身にも心理的なアプローチとの出会いがあり，その重要性を認識するようになったといえる．

当然のことではあるが患者自身にとって糖尿病は彼ら自身のものであり，治療の実行者は患者自身であるから，彼らの納得と同意，行動変化がなければ糖尿病治療は開始できないし，継続できない．患者が糖尿病であるということを引き受けていくことができなければ，糖尿病の治療は成立し得ないのである．また医師がこういった状況を十分把握できなければ，前述のように「病識が低い」とか「やっかいな」患者として一部の患者は診療の場から切り捨てられていく可能性がある．

実際，糖尿病診療を行う時，まず行うことは医学的診断とそれに基づく治療方針の選択である．前述のように治療の主体者が患者であるとしても，自己流あるいは医療の力を全く利用しないで糖尿病治療が成立することは不可能に近い．したがって，治療が成立し，成功するためには患者の考えや気持ちとわれわれ医学専門家としての知識や経験を融合させていく必要がある．すなわち，糖尿病治療における医療者-患者関係は協力的あるいは支援的関係である必要があり，われわれの仕事は正確な情報を提供し，療養が継続していけるように支援することである．医療者は監視者や制限者ではなく，また万能の治療者でもないことを伝え，代わりに協力者

あるいは支援者であることを医療者自身が理解し，患者にも理解してもらう必要があると考えられる．これらを実践していくうえで重要なことが心理的アプローチであることを理解する必要がある．
　その実際として，たとえば，

　―体ではなく，こころがどう反応するかを知ること
　―人と人との関係性を見出していくことの方法
　　・変化ステージ（多理論統合モデル）の理解
　　・コーチングの実際
　　・動機付け面接技法の修得　等々
　―QOL評価と治療行動との結び付きを知る

　そういったことが，少しでも理解できるようになれば，患者といかにコミュニケーションがとれるか，とか，短い時間のなかでお互いに満足，充実感が得られるか，とか，患者も医療者も次の行動へのモチベーションを高めることができるか，どこに焦点を当てて話すか，次への約束をできるかなどを自分の短い診療時間のなかでも実現できる可能性が出てくることが期待できる，と考えている．
　もとより糖尿病の治療は，食事・運動・薬物の3つが基本であるが，これらの治療を成功させるためには，糖尿病をもつ人の「心理」とそれに基づく「行動」，さらにはその人を取り巻く「社会」への配慮が欠かせないことは，誰でも考えることである．目の前の患者がどのような食習慣があり，どのような仕事をして身体をどの程度動かしているのか，また，病気に対してどのように思っているのかなど，これらすべての情報が治療を成功させるうえでのヒントとなりうる．

❖ 糖尿病医療学と日常診療の評価

　あと，実際には医療学の知見や方法などを日常診療のなかにどのように反映させ，評価していくことができるだろうか．筆者が行った事例としてQOLの評価や変化ステージの応用などを以下に簡単にあげてみた．

【事例1】

インスリン治療の変更が血糖コントロールとともに QOL にどのように影響するかは，いままでも多くの報告がある．われわれは超速効型インスリンアナログをアスパルト，リスプロからグルリジンに変更した際の評価を血糖コントロールの変化とともに AGE（終末糖化産物）の変化や DTSQ（糖尿病治療満足度質問表）を使った QOL 評価などで行ってみた．結果はインスリン使用量自体ほぼ同量で有意な変化はなく，HbA1c や AGE 関連物質の有意な低下とともに，有意な QOL の改善，高血糖・低血糖の減少を認め，本治療の受け入れや継続が良好であったことを示すことができた（図23，表14）[1,2]．

【事例2】

筆者は2014年11月に現在のクリニックを開業している．クリニック開始時から通院継続している485人の患者についての血糖コントロール変化と，事例1と同様に DTSQ を使用した QOL 評価を実施した．その結果 HbA1c および QOL は有意に改善していた．治療法の詳細な分析などの解析がまだ不十分なため，学会および文献には未発表ではあるが，筆者個人とともに患者に関わるスタッフにとっては大変勇気付けられる結果であり，また新たに治療や指導に取り組むモチベーションとなっている．

【事例3】

筆者のクリニックでは月1回程度，治療や指導に苦慮している患者についてのカンファレンスを実施し，そのなかでそれぞれの患者心理についての変化ステージを検討し，その対応法についてディスカッションしている．糖尿病患者への指導経験の少ないスタッフが多いなか，患者心理の共通理解をするうえで，変化ステージ理論は比較的取り組みやすく，その対応についても一定の方向性を立てやすいため議論のたたき台としての有用性を実感している．

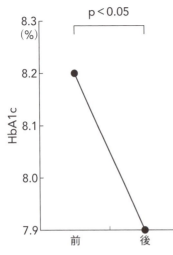

表14 DTSQの変化

(n=59)

項目	前値	24週後	p値
治療満足度	4.63	4.83	<0.01
高血糖	3.27	2.75	<0.01
低血糖	3.93	3.54	<0.01
治療の利便性	4.20	4.46	<0.05
治療の融通性	4.03	4.34	<0.01
治療の理解度	4.22	4.37	=0.06
他の患者に勧めるか	4.49	4.78	<0.01
治療の継続性	4.42	4.68	<0.01

paired t-test

図23 HbA1cの変化(n=59)

〔図23,表14ともに Yanagisawa K, Ashihara J, Yamagishi S, et al(2014)Switching to multiple daily injection therapy with glulisine improves glycaemic control, vascular damage and treatment satisfaction in basal insulin glargine-injected diabetic patients. Diabetes Metab Res Rev 30:693-700より引用,一部改変〕

ほかにも多々,日常診療のなかでの評価法はあると思われるが,当院のようなやる気はあるが,まだ経験が十分とはいえないスタッフのモチベーションを高めるうえで,医療学的なアプローチを使うことは有効と思われ,今後はバーンアウトの予防などもこころにとめておきたいと考えている.

❖ "聴く力を磨く"

最近は「傾聴」という言葉が多く使われるようになったが,どのように聴き,どのように返したか,その結果(両者が)どう変わったかをしっかりと判断しなければいけない.それをしっかり確認することで結果の達成を何か一つでも見つけることができれば,患者の充実感,やる気の持続,成功体験を積み重ねることができ,医療者も満足感,次の指導への意欲を保っていけるのではないだろうか.そして「また,ここで診療を受けたい」と

思ってもらえることを大切にしたりすることで，治療中断の予防にも役立つことを期待している（いつでもそんなにうまくはいかないけれども……）．

❖ 医療学の来た道，行く道

　近年は「日本糖尿病学会年次学術集会」や「糖尿病学の進歩」などの日本糖尿病学会の公の場において，必ず医療学関係のセッションが開かれるようになっており，今日までの歩みを考えると当初とは隔世の感があり，感慨深いものがある．また，糖尿病医療学自体も「日本糖尿病医療学学会」として学術集会を開催し，じっくりと患者のケアや医療者の関わりについてディスカッションする場を開けるようになり，その出席者による熱い議論にはいつも感動させられる．

　当初，心理的アプローチを中心とした糖尿病医療学は，現場ではいわゆるコメディカルからの盛り上がりが高く，医師は比較的傍観者の立場にいる者が多くあったように思う．しかしながら，検査方法の発達や治療薬の進歩などに伴っていろいろな患者への治療のアプローチ方法が増えたにもかかわらず，必ずしもそれがダイレクトによい血糖コントロールや合併症の大幅な改善に結び付かない状況にあることが，医師にも治療を成功させるための医療学的なアプローチの重要性を徐々に認識させてきたのではないかと考えている．実際，糖尿病に対する心理的アプローチの先進国と思われる欧米においても，当初からこういった医療学的な内容の重要性が医師に認識されていたわけではないので，日本も遅ればせながら似たような道を歩んでいるのではないかと感じられる昨今である．

　いまは『糖尿病専門医研修ガイドブック』（診断と治療社），『糖尿病療養指導ガイドブック』（メディカルレビュー社）のみならず『糖尿病治療ガイド』（文光堂）にも心理的アプローチの重要性が説かれる時代となった．これからはさらに医学的・科学的なアプローチと医療学的なアプローチをいかに調和・融合させて糖尿病患者の診療に寄与していけるかを，糖尿病に関わる医療者全体が現場からトップにいたるまで模索，実行していくことになるものと考えている．

❖ おわりに

　医療者は患者の血糖値やHbA1cなどの検査値のみに基づいて治療法を決定すべきではない．その人が生まれてからいままでたどって来た人生を知り，その人の人生観を知ることも大切なことであり，遺伝的背景や合併症の有無も，その人の人生の一部とみなせるであろう．医療者は，患者のいままでの人生の集大成が現在の血糖値であり，HbA1cであり，合併症であることを理解したうえで，治療の方向性を判断すべきであろう．患者の「こころ」と「からだ」をともに診るという姿勢を診療に携わる医療者がもつことにより医療者と患者の関係も変わってくる．糖尿病の治療は，糖尿病をもつ人の人生に対する医療人の正しい理解と深い洞察，そして温かいまなざしなくしては成功しない．糖尿病のようないまだ完治し得ない慢性疾患の現実を直視するとき，私たちの努力は疾患そのものだけにではなく，病いを抱えながらも生きていくその人全体にこそ向けられるべきであると考える．

　糖尿病医療学について日常診療のなかで考えていること，今後の展望などについて私見ではあるが記してみた．この分野はわが国ではまだまだ発展途上のことも多いと思うが，さまざまな思いや知恵が結集し，糖尿病患者の治療の進歩・発展に寄与していくことを祈念し閉じたいと思う．

文献

1) Yanagisawa K, Ashihara J, Yamagishi S, et al (2014) Switching to multiple daily injection therapy with glulisine improves glycaemic control, vascular damage and treatment satisfaction in basal insulin glargine-injected diabetic patients. Diabetes Metab Res Rev 30：693-700
2) Ashihara J, Yanagisawa K, Yamagishi S, et al (2014) Vascular injury is improved by pre-meal glulisine-based bolus insulin therapy in type 2 diabetic patients. IJC Metabolic & Endocrine 4：70-72

（柳澤克之）

医学と患者と医療者を
つなぎ，支える

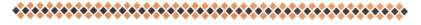

ここがポイント

- 医学とは物質レベルでヒトの機能や構造を明らかにし，正常状態からの逸脱としての病気の診断，治療法を開発していく学問である．
- 医療とは医学を基盤として，病気をもつ人の身体的苦悩および精神的負担を軽減あるいは除去するための人間的・社会的行為である．
- 糖尿病医療においては，単に科学的成果(物)を患者に手渡すだけでなく，患者が主体的にそれを使いこなせるようになる必要があり，このプロセスの体系を糖尿病医療学と呼ぶ．

❖ 医学と医療
──糖尿病医学とは

　医学とは物質レベルでヒトの機能や構造を明らかにし，正常状態からの逸脱としての病気の診断，治療法を開発していく学問である．それは科学と工学技術を基盤としている[1]．

　ヒトの病気は，おそらく人類の歴史とともにあり，身体的苦痛とともに精神的な負担を伴い，苦難をもたらす個人の生活史的(生きることに大きな影響を及ぼす)な出来事であった．人々は病気が除去あるいは癒されることを願い続けてきたし，願い続けている．19世紀以降，近代科学の発展とともに，医学はその方法を取り込み，物質レベルでの病態と治療法の開発が飛躍的に進んだ．

　糖尿病の領域において，最も象徴的な出来事は，20世紀初頭に起こっ

たインスリンの発見と治療への応用である．バンティング，ベストによる血糖降下ホルモンの発見，コーリップらによる生化学的方法を駆使した抽出精製によって得られたインスリンは，危機的な状態にあった1型糖尿病患者に投与され，その命を救った．これは科学を基盤とした医学の勝利である．

その後，インスリンの分子構造の解明，ホルモン測定法の開発，インスリンの合成分泌経路の研究，インスリン受容体や作用機序の解明，インスリンアナログ製剤の開発など，物質レベルでの生理的状態とその逸脱について目覚ましい医学研究がなされ，新しい治療法が開発されてきた．科学とともに工学技術面においても，初期のインスリン大量生産，最近ではインスリンアナログ製剤の生産など，糖尿病治療に大きな寄与がなされている．

また，診断や治療の場においても，統計学という科学的方法を導入することにより，個人の経験的あるいは直観的な判断を補正，補充するデータが得られるようになった．糖尿病領域においては1993年のDCCT(diabetes control and complications trial)を皮切りに数多くの重要な結果が得られ，臨床適用されている．これも科学的方法による糖尿病医学の進歩といえる．それらのデータはevidence based medicine(EBM)の重要な要素である．

❖ 医学と医療
──糖尿病医療とは

医療とは，医学を基盤として，病気をもつ人の身体的苦悩および精神的負担を軽減あるいは除去するための人間的・社会的行為である[1,2]．それは元来癒しの術と呼ばれたものであり，人の疾病の診断，治療，予防，健康の支援に努める術(アート)である．

したがって，医療とは医学で得られた診断や治療の手段や方法を医師(医療者)が患者に施行するプロセスであるとともに，それを通して患者が治療の手段や方法を医師との相互理解のもとに会得していくプロセスであるということができる．こうした相互の理解とプロセスが為されること

を，ここでは医師が患者に治療の手段や方法を「手渡していく」と表現する．

　先ほど医学の進歩で取り上げたインスリン治療について考えてみる．たしかに，歴史的にみればインスリンは1型糖尿病患者の生命を救うという"奇跡"を起こしたのだが，現代の診療の場において，インスリン治療が必要な状態になった患者にインスリン療法を導入することはそう簡単ではない．言い換えるとこの画期的な薬剤を患者に手渡していくことにはいくつかの障壁や困難がある．

　1型糖尿病患者においては，インスリン治療が健康な身体の喪失体験と結び付いていることがあり，「糖尿病になったこと」に対する悲嘆や悲しみの象徴として，こころの奥にいつまでも抵抗感が残ることがある．つまり，インスリン治療をすることは糖尿病であることを受け入れられるかどうかを問うている．2型糖尿病においては，インスリン治療が生命維持に必須ではないため，その開始には抵抗があり，開始の拒否，引き延ばしはよくみられる．

　このように，インスリンという科学と技術の結晶がその効果を発揮するためには，人が問題となる．医師がその治療を勧めたとしても，「する」か「しない」か，の決定は患者に任されている．そのプロセスには，医師から提示されたevidenceを考慮しながらのさまざまなありようがあり，患者個々で異なる心理機能が働いている．その心理機能の総称を「こころ」と表現するならば，「する」か「しない」か，の決定は患者の「こころ」に任されており，こころのありようは一人ひとりで異なっている[3]．

　科学が追究する物質レベルでの普遍性，あるいは前提とする合理性に反する個別性，特殊性が医療の場には存在する．それを仲介していくのが医師の役割である．

　さらに，糖尿病医療においては，単に科学的成果（物）を患者に手渡すだけでなく，患者が主体的にそれを使いこなせるようになる必要がある．糖尿病を治療していく「こころの状態」になる必要があり，その過程を支援するのも医師の役割である．このプロセスの体系を糖尿病医療学と名付けた（**図24**）．

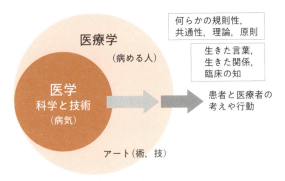

図24 糖尿病医療学の概念

❖ インスリン治療のプロセスに関連する医療を考える

患者の抵抗と医師の障壁――clinical inertia，運動や足の観察

　インスリン治療を患者の手に届けるプロセスを考えてみると，医師の判断と説明，患者の納得，注射技術などの獲得，日常社会生活との適合，などが必要である．これは医療的課題であり，人間的・社会的プロセスである．このプロセスは比較的よく研究されており，たとえば，インスリン治療開始に対する患者側の抵抗要素としては，①注射に対する否定感情，②社会的/対人的影響，③罪悪感/後悔，④インスリンに対する否定感情，などがある[4]．

　繰り返しになるが，インスリン治療においてはこのような患者の考え方や感情が治療の開始や強化の決定に大きな役割をもつ．そのような否定的感情や考えが肯定的なものに変わっていくような説明や関わりが医療者に求められる．

　一方，医師側にも抵抗感があり，①医師の経験の問題，②説明に関わる負担，③患者負担の考慮，④インスリン治療への懸念，⑤低血糖への心配，などがインスリン治療開始を遅らせる[4]．医師が必要な治療を開始あるいは強化しないことを clinical inertia（惰性あるいは無気力）という．糖尿

病においては特にインスリン治療が遅れがちである.

従来患者の抵抗感（心理）が強調されてきたが，医師の態度も問題である．重要なことは，医師，患者のお互いの態度が直接的（はっきりとした言葉）にも間接的（暗黙の了解，気配り，忖度）にも影響し合うことである．

医師-患者関係が患者行動に影響することは，運動，足の観察においても証明されている．診察時に医師からそのような行為を受けたという患者の認識と，日常生活での患者の（運動，足の観察）実行度は相関する[5]．

❖ 患者が自己管理行動を開始し，維持するプロセスと医師の関係

患者がどのようなこころの変化を経験しながら，目標とする治療行動を開始し，維持するかについてはいくつかの理論や方法，技術論がある[6]．

①**変化ステージモデル（多理論統合モデル）**：行動が完成するまでには5つの段階（前熟考期，熟考期，準備期，行動期*，維持期）があり，肯定的考えが増え，否定的考えが減ることで段階が進行する．
②**動機付け面接**：元来アルコール依存症の心理療法として用いられた．目標は患者が自分で治療目標を設定していく"自己動機付け"ができるように支援することである．
③**行動療法，認知行動療法，社会学習理論，（深層）心理療法など**

また，基本となる医師-患者関係としては以下のような考え方が発展してきた．

1) 治療参加促進，自律性の支援，治療同盟

医師の指示を患者が順守する（パターナリズム-コンプライアンス）モデルは糖尿病治療に適しておらず，患者が積極的に治療に参加し，自律性をもつことが血糖コントロールにつながることが証明されている．

＊ 実行期でも可．

2) エンパワーメント(empowerment)
　従来の糖尿病教育にみられた一方的な知識提供ではなく，患者の自己管理能力を育て援助するという関わり方．
3) 患者中心アプローチ(patient-centered approach)
　患者の選好，要求，価値観を尊重し，それに応えるようなケアを提供するという方針．2012年ADA/EASDによって提唱された．
　patient-centered medicine という考え方は，1950年代にバリントにより，病気中心アプローチに対立する概念として提唱された．illness narratives も patient-centered medicine の一要素である．

　いずれにせよ，行動変化の主体は患者であるという事実から組み立てられている．医療者は，患者の考え，気持ち(感情)，生活環境(家族，職場，地域，経済状態)，などの要素を，医療者の考えと融合させて，治療プランを決定していくということである．

❖ 一人ひとりに向き合う時に
──求められる臨床の知

　前節で解説したように，行動変化にはいくつかの考え方や方法論がある．一方，一人ひとりの患者に向き合う時には，このような理論・方法論や科学的普遍性だけでは通用しないことが少なくない．個別的に対応する際に必要な見方を説明する(**表15**，**図24**)．
　まず第1に，共通性より個別性．その人だけの特有の考え方と感情の組み合わせがあって，それは教科書通りにはいかない．
　第2に，論理より感情が大きい役割を占めているということ．言葉で表現できない，その人の体験感情というのが潜んでいる．その人自身が自分のなかで位置付けができない．つまり何が問題かを整理して焦点化できないので，「話」として表現することができないことがある．
　第3に，相互に変化していく関係である．誰が関わるか，どこでやるか，その時の状況によって変わる．
　第4に，偶然ともいえる出来事が大きい役割を果たし事態が展開してい

表15　個人と向き合う時に——臨床の知の重要性

- 共通性より個別性
  —その人だけの考え方と感情の組み合わせ
- 論理より感情が大きい役割
  —言葉で表現(位置付け)できない体験感情
- 相互に変化していく関係
  —客観的観察者ではない．バイアスそのもの
- 偶然ともいえる出来事が大きい役割を果たす
  —時間と可能性への信頼と忍耐と希望が必要
- 普遍性，論理性，客観性
  —複雑系のまま切り出せない，臨床の知

くことがある．ただし，そのような偶然を意図して引き起こすことはできない．したがって，「時間と可能性への信頼と忍耐と希望」をもって関わり続けることが求められる．

　まとめると，個人に関わる時には，科学で重要視されている普遍性とか，論理性とか，客観性というものが，なかなかその通りには適用できない，あるいは通用しないということがある．つまり，その人全体として，複雑系として存在している．その人のなかから，ある一部だけを切り出して，たとえば，糖尿病のことだけを切り出して関わっていただけでは，うまくいかないところがある．一人ひとりを存在全体として考えていく「臨床の知」が求められる[7]．

❖ 糖尿病医療学

　糖尿病医療は科学と技術に支えられた医学の進歩とevidenceを前提としている．それを一人ひとりの患者にどう伝えるか，また患者がそれらの情報や材料(薬も器械も)をどう活かせるか，どう支援できるか，が大きな課題である．そこには，人間関係を基盤とした医療の実践があり，方法や知，成果がある．糖尿病の発病から健康寿命を延ばすという目標に至る過程における医療的関わりの知を体系化することは可能である．それが医療学である(**図25**)．重要なことはこのプロセスを通じて患者のみならず，医療者にも考え方や行動の変化が起こることである．それはともに成長していく過程である(**図24**)．医療者と患者の関係の観点でもいくつかの考

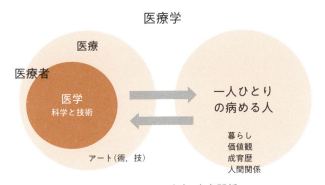

図25 糖尿病医療学における医療者−患者関係

え方や態度がある．多数を対象としてデータ化し，それを統計学的に検討した結果をベースにして治療法の選択の参考にするというEBM．これに対して，患者の個々の病体験の語りをベースとして治療法を考えるというnarrative based medicine（NBM）が提唱されている．実際の医療においては，それぞれが独立して主張し合うものではなく，この二つをどのように一人の患者のなかで調和させて，個人の心身健康状態の改善に結び付けていくかということであろう．そう考えれば，それらの総合としての医療学があることになる．

また，これまでに述べた方法を駆使しても，行動が変わらず心身状態が悪化していく患者がいるのも事実である．そのような状態にあっても，諦めることなく，医師の信念に基づいて，考えられる医学的方法を勧め続けるのはもちろんであるが，方向を決定できるのは最終的に患者であることへの根源的理解（待つこと）が必要であろう．身体的状況や家庭・社会環境がこころの負担を大きくし，それが自己管理意欲を失わせている場合もある．うつ病も含めて専門家の治療やカウンセリングが必要な場合がある．それも医療学の重要な領域である．

さらに，医学が進歩したとはいえ，その力が及ばない状況がある．たとえば，失明という状態である．その時点において医学的手段がなくなっても，医療的関与は続く．それこそが，身体と精神の癒しの術としての医療の根源的なところ（絶望を支える）かもしれない．その場において，（医学的

方法や技術を手段としてきた)医師にどのような対応ができるか，その場で持ちこたえることができるか，それも医療学である．

最後に，医療者も苦悩と困難を抱えながら日々活動している．結果が思った通り，予期通りにならないこともしばしばである．また，いくつかの不条理に耐えながら仕事を続けるということもあろう．それを続けていくためには，医療者が生き延びていくためには，患者からのフィードバックとともに，医療者同士の理解と支援を必要とするだろう．非難ではなく，甘やかしではなく，医療者としての成長につながるような支援はどうすればいいか．それを考えるのも医療学である．

糖尿病医療学は，一人ひとりの患者のレベルにおいて，医学(サイエンス)と医療(アート)が統合され，人間存在への支援がなされていくことを目標としている[8]．

文献

1) 川喜田愛郎(1977)近代医学の史的基盤，岩波書店，東京
2) 日本医師会 医事法関係検討委員会(2014)「医療基本法」の制定に向けた具体的提言(最終報告)．
   http://dl.med.or.jp/dl-med/teireikaiken/20140409_5.pdf(2018年11月27日アクセス)
3) 河合隼雄，石井 均(2015)何が楽しみで生きていくのかがわからないんだ．病を引き受けられない人々のケア——聴く力，続ける力，待つ力，pp. 7-26．医学書院，東京
4) Ishii H, Iwamoto Y, Tajima N(2012)An exploration of barriers to insulin initiation for physicians in Japan：findings from the Diabetes Attitudes, Wishes And Needs(DAWN)JAPAN study. PLoS One 7：e36361
5) Hayashino Y, Ishii H(2016)The relationship between patient perception of healthcare provision by professionals and the self-care activity of patients with diabetes：Japanese subgroup analysis of the second Diabetes Attitudes, Wishes, and Needs(DAWN2)study. Diabetol Int 7：111-118
6) 石井 均(2011)糖尿病医療学入門——こころと行動のガイドブック，医学書院，東京
7) 中村雄二郎(1992)臨床の知とは何か，岩波書店，東京
8) 石井 均(2018)糖尿病医療学——医学と患者と医療者をつなぎ，支える．糖尿病医療学 1：1-7

(石井　均)

[コラム]
「科学の知」と「臨床の知」

　科学の知と技術文明は，20世紀後半のこのわずか40年くらいをとっても，それ以前には考えられなかった多くの発明・発見の類を生み出している．これほどまでに科学の知とそれにもとづく技術文明が輝かしい成果を収め，人々の篤い信頼をかちえたのはなぜであろうか．

　それは，科学の知が，(1)普遍主義，(2)論理主義，(3)客観主義という3つの特性あるいは原理をもっているからにほかならない．これら3つは密接に結びついて働くので，論拠としていっそう強力になる[1]．

糖尿病という疾患に関連して，その基礎研究および臨床研究の深さと広がりには目を見張るものがある．病態に関しても遺伝子レベルでの解析が進んでいるし，治療法においても遺伝子組換え法によるアナログインスリンが日常臨床でその効果を発揮している．それらを可能にしたのは，「科学の知」であり，どの医師が使っても，患者が誰であっても，ほぼ同様の効果が望める．

しかしながら，糖尿病にはもう一つの側面がある．それは，患者一人ひとりが病気をもっていることをどう考えるか，どういう生活習慣をもち，どういう生活をしたいと思っているかによって，治療成績が変わってくるということである．「科学の知」は"急性疾患"にはきわめて有効であったが，糖尿病のような「病む人個人」が主役である"慢性疾患"は扱いきれないのではないかと思われる．その場においては，医師個人（医療者）の経験と病む人との関係が重要な役割を果たすからである．

　近代科学が無視し，軽視し，果ては見えなくなってしまった〈現実〉とはなんであろうか．その1つは〈生命現象〉そのものであり，もう1つは対象との〈関係の相互性〉あるいは〈相手との交流〉である．これらを捉えなおす重要な原理として，〈固有世界〉〈事物の多義性〉〈身体性をそなえた行為〉の3つがある．これらを「臨床の知」と名づけた．この場合，〈経験〉が大きな役割を演じる[1]．

患者が，「なぜ糖尿病にならなければならなかったのか」，あるいは「糖尿病な

[コラム]「科学の知」と「臨床の知」

んて大嫌い」と語る時，私たちは科学の方法論でそれに答えることができるだろうか．その時私たちは，私たちが習ってきたメソドロジーと全く異なる，知恵や方法論で対処しなければならないことに気付く．その時必要とされるものは，その患者にとっての病気を，その患者が引き受けていくプロセスをともに歩むことである．

　心理療法という言葉は，医学モデルによる治療とは異なるものである．医学の場合は，病気の原因を明確にし，薬や手術で除去しようとする方法がとられる．これに対して心理療法の場合は，根本的にはクライアントの潜在的可能性に頼る，というところがあり，「病気を治す」というイメージよりも，その人の本来的な生きる道筋に沿っていく，というイメージの方が強いのである[2]．

患者はどのような生活環境にいるか，どんな社会的サポートが得られるか，糖尿病とともに生きることをどのように引き受けていくか，それらが絡み合って糖尿病治療環境をつくる．医療者は医学の進歩と時間を信じて，その人の道筋に沿っていくことになる．

　私が医師になった40年ほど前の医学はまだまだ経験の学問でした．したがって私たちは患者さんに直接接触することにより，できるだけ多くの情報を得ようと努力しました．その後近代科学としての臨床医学が確立されてきました．診断も治療もはるかに確実さを増しました．しかし，近代科学の手法を使って分子レベルまで解析しても解決できない何ものかが，医学の中にはあるはずです．
　人間の心の研究はまだ必ずしも進んでいません．しかし，医師もコメディカルも心と体を持った患者さんに接することになります．さまざまな性格と生活環境を持ち，しかも病気の不安を抱えている患者さんにうまく接することは，大変難しい問題であります[3]（※一部筆者改変）．

糖尿病をもつ人の治療に関わる医療者は，病をもつ人という〈現実〉あるいは〈複雑系〉を全体として捉えていく必要がある．それは決してたやすいことではない．専門家自身の訓練と臨床の知恵とが必要であろう．

文献

1) 中村雄二郎(1992)臨床の知とは何か，岩波書店，東京
2) 河合隼雄(2002)心理療法入門，岩波書店，東京
3) 井村裕夫(1998)時計台の朝──大学の未来を見つめて，京都大学学術出版会，京都

（石井　均）

❖ あとがき

　自分たちにとってあまりにも「当たり前」(あるいは「自然」)になってしまったので，むしろ忘れられがちになるが，病を引き受けられない糖尿病患者のケア——糖尿病医療学——の特徴は(医学と心理学を基本とする)医療と心理臨床の融合である．

　1990年代から，私と何人かの医師やコメディカルスタッフ，臨床心理士が集まり勉強会を始めた．糖尿病の療養は患者自身が行うものであるから，患者の身体とこころがわからないと，適切な関わり(教育，アドバイス，療養指導，ケアなど)ができないと考えいろいろな活動を行ってきた．2005年の日本糖尿病学会において，シンポジウムで初めて「糖尿病診療における臨床心理の役割と実際——臨床の知の場」を取り上げていただいた．私たちにとっては記念的な日となった．医療者の知っている糖尿病(教科書的知識)だけではなく，患者が糖尿病をどのように捉えているか，その重要な部分が抜けていることが認知されたのである．これは，糖尿病という病気でなく，糖尿病をもつ「ひと」にコミットしていくことを意味していた．

　しかし，それでもまだ不十分であった．患者がどう考え，どう行動しようとしているかを知るだけではなく，医療者がどんな態度で，どう考え，どう応じているかが問題であることが強調されるようになった．すなわち，医師(医療者)-患者間の人間関係が問われるということである．それらを総合的に扱う場として，糖尿病医療学を提唱した．

　さらに，患者の視点からいうと，単に糖尿病だけを生きているわけではなく，療養態度に大きく影響する，個人の生活社会歴，家族関係，価値観，問題の処理の仕方，経済状態など個人が生きていく基盤ともいうべきものを考える必要性も，症例検討を重ねるなかで浮き彫りになってきた．

　それらが日々の診療のなかで実践されていく必要がある．しかも一人ひとりの症例についての医療者との会話を中心としたやり取りの蓄積として関係性と結果が積み重ねられていく．言葉を用いて会話し，変化していく新しい状況(どこへ行くかわからない，何が起こるか特定できない)に合わせて

物語を読みとり，その意図を考えながら見立てを行い，治療的会話を続けていくという人間的行為を続けるということである．そのような時間をかけた取り組みのなかから，淡い，緩やかな法則性が浮かび上がってくる．

　実際の糖尿病医療学学会のほうは第5回を数え，大きな地方会も誕生し，かつ，都道府県単位の地域研究会も次々に誕生している．その発表内容の迫力が年々増してきている．そこで感じるのは，患者も医療者も悩みや苦悩とともに生き抜くという共通のテーマをもっているということである．糖尿病をもつ人を支えるとともに，その場で悩んでいる医療者も支える会でありたいと思っている．

　本書は，20年近くにわたって雑誌『糖尿病診療マスター』（医学書院）に掲載された糖尿病医療学関連の論文をまとめたものである．通読すれば医療学がどのように成長してきたかがわかり，また，書き手の成長もみることができる．本当にいい本をつくっていただいた．

　大和三山が見える窓から，古人の暮らしに思いを馳せ，すぎた長い年月に自分の小ささを思い，そしていま，普通の日常があることに感謝して…

　2019年1月吉日

石井　均

さくいん

和文

あ

アドヒアランス　119
維持期　6, 134
医療学研究会　158
医療者(医師)-患者関係　9, 122, 213
インスリン治療　77
エンパワーメント　9, 152, 196, 214
応答トレーニングシート　161

か

科学の知　218
学習性無力　97
患者中心アプローチ　214
カンファレンス　62, 155, 169, 184
共同決定　100
虚偽申告　87
血圧測定　83
決断バランス　133
血糖自己測定　84
行動科学　194
行動期　6, 134
行動変化　5
　—— 援助　6
　—— サイクル　8
行動変容　74
行動療法　194
コーチング　140, 149
こころを支える　114, 117

コンコーダンス　119
コンサルテーション　90
コンプライアンス　119

さ

自己管理　82, 121, 132
自己効力感　7, 133
自己評価　97
熟考期　5, 134
準備期　6, 134
小児糖尿病　103
症例検討　151, 176
食事療法　55
ジョスリン糖尿病センター　112, 194
心理行動学　6
心理社会的要因　122
心理的ケア　98
心理療法　125, 219
前熟考期　5, 34, 43, 134, 135, 169
　—— の壁　52
相互交流　115

た

体重測定　82
多理論統合モデル　5, 7, 67, 133, 195, 213
中断　21
治療同盟　197, 213
動機付け面接　213
透析　96, 178
糖尿病医療学　v, 10, 56, 103, 115, 139, 151, 158, 197, 199, 212, 215, 221

な

人間観　78
認知行動科学　194
認知行動療法　194
ノンアドヒアランス　121

は

パーシステンス　120
プロチャスカ・石井の糖尿病変化
　ステージモデル　45
ペイシェント・エンパワーメント
　　　　　　　　　　　　100
変化ステージ　7, 44, 133, 134
　──モデル　5, 67, 184, 195, 213
変化プロセス　133, 135, 184
歩数計測　83

ま

待つこと　80
守り　130
見立て　14

や・ら

薬物療法　69
臨床心理学　13
臨床的想像力　118
臨床の知　215, 218

数字・欧文

1型糖尿病　102
adherence　119
clinical inertia　212
concordance　119
compliance　119
MEMS（medication event monitoring
　system）　121
MPR（medication possession rate）
　　　　　　　　　　　　121
patient-centered approach　214
patient-centered care　72
persistence　120
SGLT2阻害薬　70
SMBG　84